SHENG-CHIH BOOK

新思維・新體驗・新視野

SC PUBLICATION

新喜悅・新智慧・新生活

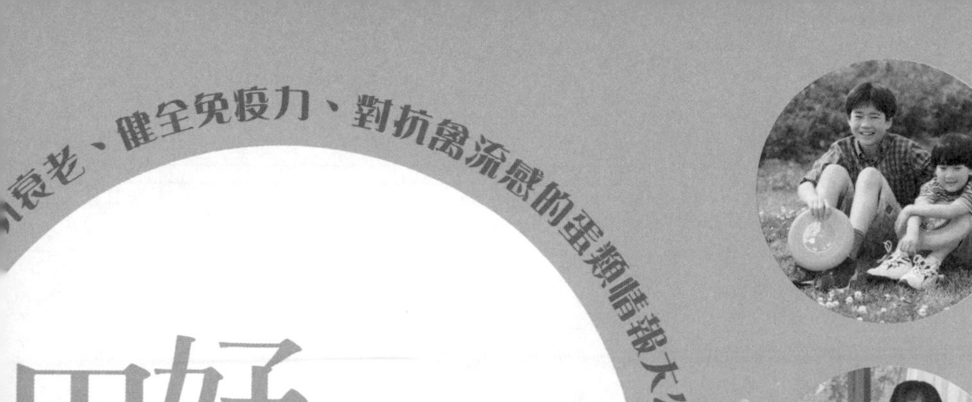

衰老、健全免疫力、對抗禽流感的蛋類情報大公開！

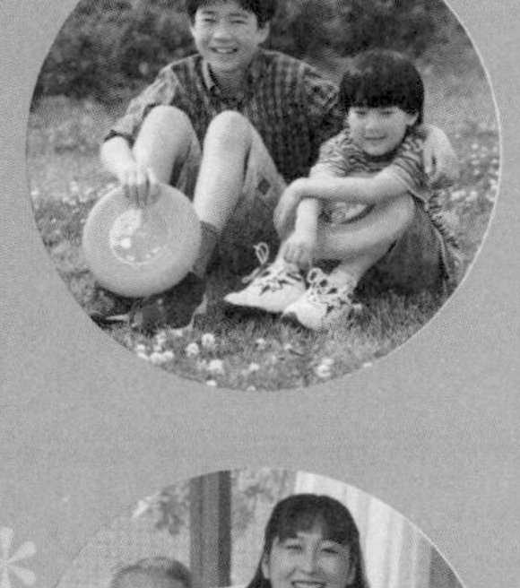

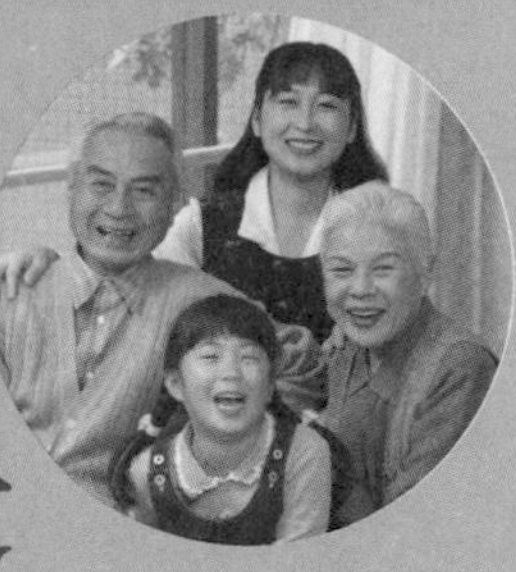

用好蛋 健康不完蛋

Good Eggs for Good Health

張慧敏 著

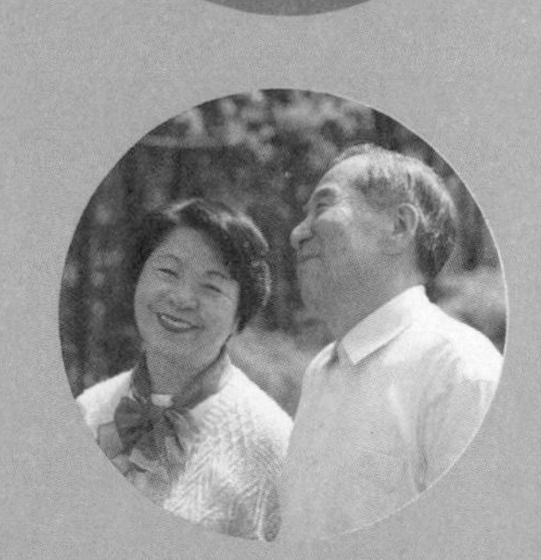

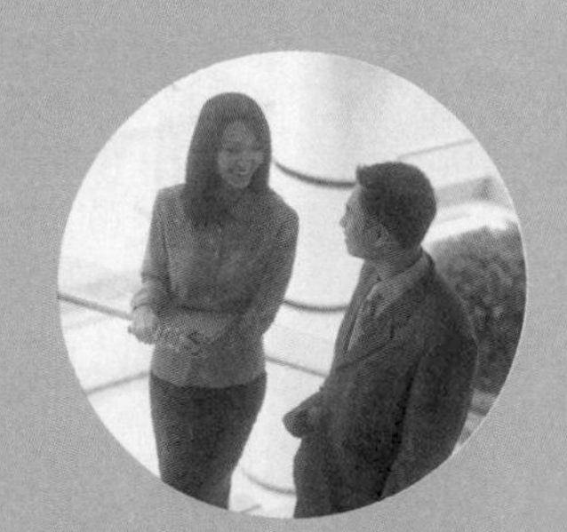

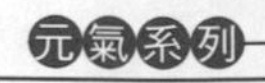

用好蛋，健康不完蛋

作　　者：張慧敏
出 版 者：生智文化事業有限公司
發 行 人：宋宏智
企劃主編：林淑雯
責任編輯：林玫君
美術設計：上藝設計
印　　務：許鈞棋
專案行銷：吳明潤
登 記 證：局版北市業字第677號
地　　址：台北市新生南路三段88號7樓之3
電　　話：（02）2363-5748
傳　　真：（02）2366-0313
讀者服務信箱：service@ycrc.com.tw
網　　址：http://www.ycrc.com.tw
郵撥帳號：19735365　　戶名：葉忠賢
印　　刷：上海印刷廠股份有限公司
法律顧問：北辰著作權事務所
初版一刷：2005年11月
新 台 幣：280元
ISBN：957-818-765-3（平裝）

國家圖書館出版品預行編目資料

用好蛋，健康不完蛋 / 張慧敏著. -- 初版. --
臺北市：生智, 2005〔民94〕
面；　公分. --（元氣系列）

ISBN 957-818-765-3（平裝）
1. 蛋　2.營養
411.3　　　　94020799

總 經 銷：揚智文化事業股份有限公司
地　址：台北市新生南路三段88號5樓之6
電　話：(02)2366-0309
傳　真：(02)2366-0310

釐清膽固醇迷思
還蛋一個清白

二十一世紀是人類健康的新紀元和新指標，醫學科技更見進步，保健醫療工作日益加強，人類逐漸趨向高齡化，但是，健康的老人卻逐漸減少，罹患慢性疾病的年齡層更有下降的趨勢。

人類所患的慢性疾病，除了與外來環境、空氣、水質污染有關外，最重要的成因是來自於平日的飲食。在速食文化衝擊下，人們往往攝取了過多的熱量、蛋白質、油脂、鹽、糖以及色素和防腐劑等食品添加物。現代人吃得「太好」，不知不覺加重了身體負擔。尤其是在心血管疾病方面，多半是因為人體吸收了過多的蛋白質、脂肪和膽固醇，因而造成血液污濁，導致血管阻塞和硬化而產生心血管疾病、腦中風等重大疾病。因此，如何降低血脂肪和血液中的膽固醇，就成為醫療保健中非常關注的飲食法則。

蛋類因為蛋黃中所含的膽固醇量高，究竟是否需要避開蛋類食品以降低血液中的膽固醇，則經常成為營養醫學界研討的對象。但是針對食用蛋類的利弊，尚未得到完整明確的認同，也就是在各種食用蛋品的實驗中，都有某些難以控制的盲點。許多實驗報告指出，食用飽和脂肪和高膽固醇的食品會增加動脈硬化的機率，但是其中的飽和脂肪和膽固醇並未全以蛋類為主要來源，如果依據此項實驗就否定蛋的營養價值，未免也過於武斷。

一項由羅麻．琳達大學（Loma Linda University）依據兩萬四千多人的飲食研究調查指出，吃蛋及乳品的素食者罹患心臟病的死亡率只有肉食者的三分之一；而純素食者只有肉食者的十分之一。這項鼓勵素食的報告，只能證明大量肉食有礙心血管健康，而且間接確定蛋品和乳品對心臟病的發生率只有肉類的三分之一。如果在此項調查中只用蛋類而去除乳製品，相信心臟病的發生率會更為降低。同時，此項調查報告應該不只研究單一的心臟病，因為素食者雖然罹患心臟病的機率低，但是罹患貧血的機率則相對增高。

某些臨床營養學者曾以食用特定量的膽固醇或是雞蛋做為期數週的血液膽固醇含量測試，結果確實發現血液中的膽固醇上升了，但是上升量並不高。就以實驗中每日食用300毫克膽固醇，其血液中總膽固醇含量為195毫克的實驗結果來說，這300毫克的食用膽固醇，要比一枚雞蛋的膽固醇含量高，最重要的是這些實驗只以總膽固醇量為準，而忽略了其中高低密度的比值。在人體細胞和神經組織的成分中，膽固醇是重要的成分之一，高密度好的膽固醇對身體有益，而蛋黃中所含的膽固醇正好以高密度的為多。

再者，美國哈佛大學針對十一萬多人的調查報告指出，身體健康的人每天食用一枚雞蛋，其膽固醇含量對血管的影響並沒有一般醫師或營養學者想像的嚴重，因為從這份調查結果看來，健康男女無論平均每天吃一枚雞蛋，或是平均每週只吃不到一枚，罹患心臟病或中風的機率均無明顯差異。

蛋的營養價值除了提供完整的蛋白質外，還包括了各種維生素、多類礦物質和多種人體所需的不飽和脂肪酸。它能提供全方位的營養，是不容輕估的食物。

作者張慧敏女士在【用好蛋，健康不完蛋】一書中提供了有關蛋的各種資訊，更包括了中國醫學與現代科學對蛋的各種用法。除了詳述如何以蛋品養生外，還提供許多有關蛋類的日用常識，可說是一本對蛋品涵蓋甚廣的書籍，希望這本書能刷新讀者對蛋的認識。在此非常榮幸為這本書寫序，並以一位內科醫師的身分，呼籲醫學界的朋友對蛋的營養價值能更為了解，並正確地應用蛋的養生功能。這是張慧敏女士著作的第六本保健書籍，在此預祝此書能同樣暢銷、同樣為讀者喜愛。

崔鼎城 醫學博士（Deane D. C. Tsuei, MD., ph.D）

曾任 美國南伊利諾州州立大學副教授
美國紐約州西奈山醫學院副教授

現任 美國紐約市立柯勒醫院主治醫師
柯勒醫院營養委員會會長
紐約華埠健康中心內科主治醫師

用好蛋，健康不完蛋

眾所周知，蛋類的營養價值極高，是最佳的營養補充品之一。尤其是在過去物質缺乏的時代，貧窮的民眾，多半營養不足，身體抵抗力差，雞蛋便成了鄉間農民的主要養生保健食物。無論是婦女生產坐月子；或是一般人病癒後的療養復原；孩童的發育，多依賴吃些雞蛋加以補充營養。家父小時在農村長大，平時連雞蛋都被認為是奢侈品，在過生日時，祖母特別為他煮了一個雞蛋，還得偷偷躲在被窩中吃，免得兄弟姊妹來分食。

反觀現今物質文明進步的社會，食物來源不但不愁，甚至還飲食過剩，導致許多慢性疾病之產生。尤其是心血管疾病，多半和動物性食品有關，在提倡低脂肪低膽固醇的飲食下，雞蛋常常成為禁食或少食的犧牲品。由於一般人或是醫學人士對於蛋品的瞭解不足，加上蛋類的文宣遠遠不及乳製品多，因而對蛋類產生了相當大的誤解。

其實蛋品類在養生保健上的功能及某些獨特的醫療價值比乳品還高，況且蛋類的價格相較之下，又是如此的便宜，因此蛋類才是真正價廉物美的養生食品。

常用的禽蛋類，以雞蛋最為普及。雞蛋含有豐富的蛋白質、無機鹽類、脂質和維生素。雞蛋的好處在其不偏寒也不偏燥而又養分豐富。依據科學的分析，雞蛋的蛋白質主要是卵蛋白和卵球蛋白，這是食物中最好的優良蛋白質，不但是嬰幼兒發育的必需品，也是一般大衆的營養來源。雞蛋中的脂質也有其獨特的作用，大部分的脂質均呈乳化狀存在於蛋黃中，極易為人體消化吸收。同時其中的卵磷脂與膽固醇，除了關係嬰幼兒及青年的發育之外，也是成年人神經系統的滋養品。

多年前有些學者認為蛋黃中含有較多的膽固醇會引起心血管循環系統方面的疾病，因此許多人便對雞蛋產生畏懼的心態，就算是吃蛋，也都把蛋黃丟棄不用，但是蛋黃中的膽固醇是否真的會增高血脂而造成動脈硬化呢？

在近幾年不斷的研究和實驗證實，蛋黃中所含有的豐富蛋黃素——也就是卵磷脂，不但能乳化脂質及膽固醇，且能降低血管中膽固醇沉積阻塞的危險性。由於醫學界和政府機構並無認真的宣導這類正面的報告，以致於許多人對蛋的誤解一直無法獲得詳盡的詮釋。我有一位早年留學美國，取得生化博士學位的阿姨，回國後擔任某大學的教授，她為了怕膽固醇過高，從來不吃蛋，結果很早就得了老年痴呆症，如今她幾乎不認識自己的親人了。這可說是個對雞蛋誤解的典型例子。

美國紐約大學一位生化學家研究多年發現，適量的蛋黃素不但能夠維護細胞膜的健康，並能滋補神經細胞，降低膽結石的形成和預防中老年的失憶症及癡呆症。美國營養學家愛德理．戴維斯博士（Adelle Davis. ph.D）在他的暢銷著作【讓我們吃得正

確保持健康】(Let's eat right to keep fit)，一書中就直率的批評許多醫生對蛋黃素的認識不足，因此在治療動脈硬化症時，禁止患者吃雞蛋和肝類，是一項頗為嚴重的錯誤。

為了讓大家對於雞蛋及雞蛋之保健功能有更多的認識，於是我著手編著【用好蛋，健康不完蛋】一書，除了介紹古代中國醫學對雞蛋的認知和雞蛋在藥理上的運用之外，更將現代的先進科學，有關雞蛋方面的研究，以及各種機能性蛋品的運用及其學理加以整理，提供讀者參考。希望這本書能喚起大家對蛋品的正確認知，從而由價廉物美的蛋中，獲得身體健康。

張慧敏

Lily H. Chang

CONTENTS 目錄

CONTENTS 目錄

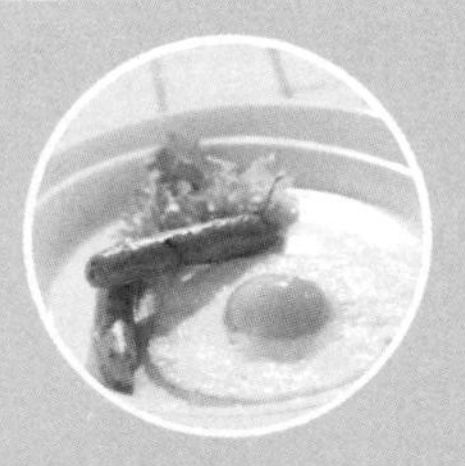
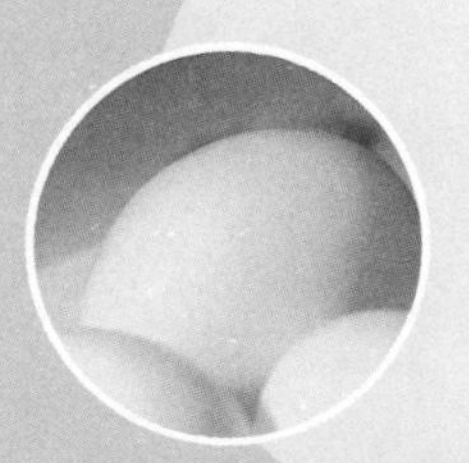
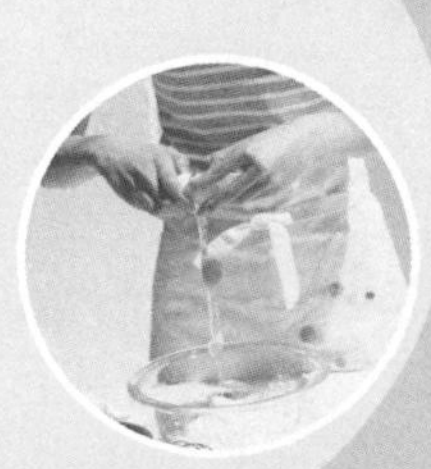

CONTENTS 目錄

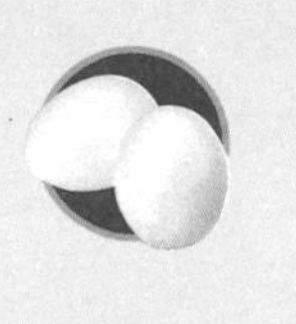

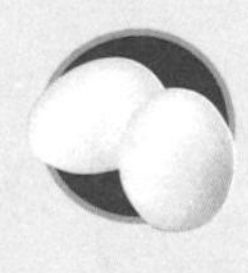

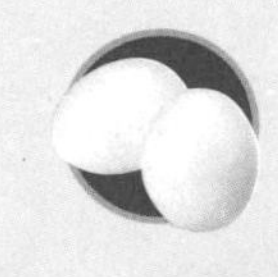

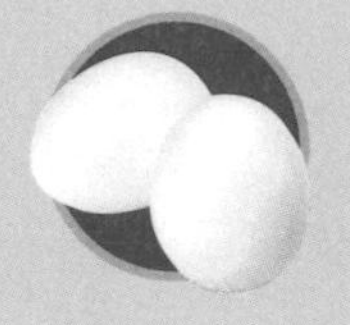

PART 01

雞蛋的養生保健功能

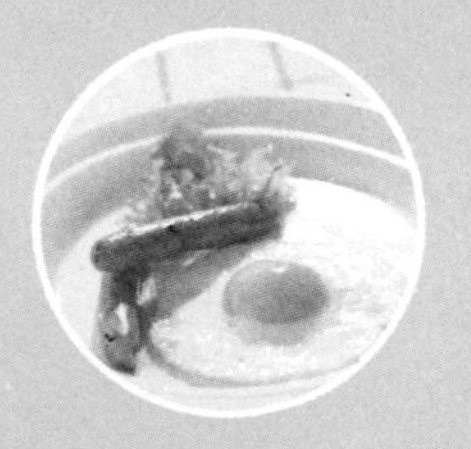

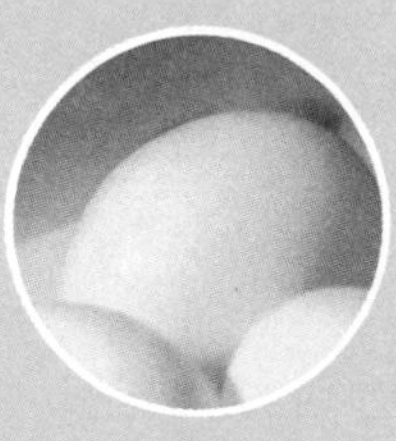

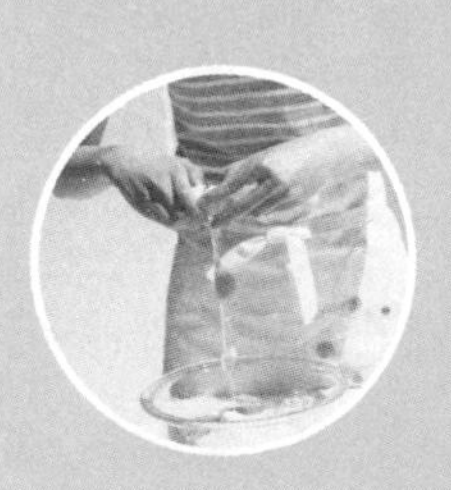

全方位的營養價值

不同種類的蛋所含有的營養成分雖然不完全相同，但是在主要營養素方面則相當類似。

一般而言，雞蛋約含有12%的蛋白質、11%的脂肪、及1～2%的礦物質和維生素。雞蛋中所含的蛋白質非常完整，不僅含有適合人體機能的各種氨基酸，而且更含有除了維生素C之外的各種水溶性維生素和脂溶性維生素，尤其含有豐富的維生素A、維生素B1和B2，蛋黃內雖然不含菸鹼素，但是含有豐富的色氨酸，可以在人體內轉變成菸鹼酸。蛋黃中更含有豐富的鐵、磷、硫、銅、鉀、鈉、鈣、鎂、錳、氯、碘、鋅、鈷、矽、鍺等人體所需的礦物質及微量礦物質。

雞蛋的營養價值對人體而言，是全方位的，除了蛋白質對人體機能佔有極重的營養價值，雞蛋含有的其他成分如：不飽和脂肪酸、維生素、礦物質也是維持人體各項機能所需的重要元素。

常見的各種維生素缺乏時可能引起的不適症		
維生素		缺乏時容易產生的不適症
Vit A		夜盲症、易受細菌感染、嗅覺食慾喪失、皮膚乾燥、皮膚癌、骨骼發育不良
B群	Vit B1	腳氣病、神經炎、發育不良、心臟肥大、消化功能減低、肌肉無力
	Vit B2	口角炎、舌炎、脂漏性皮膚炎、角膜炎、陰囊炎、眼疾
	菸鹼酸B3	癩皮病、舌炎、口臭、失眠、下痢、精神異常、頭痛
	泛酸B5	消化機能差、脫毛、焦躁、失眠、皮膚炎、憂鬱、傷口癒合慢
	Vit B6	癩皮病、貧血、嘔吐、頭痛、記憶衰退、消化差、手部麻木、精神緊張
	Vit B12	惡性貧血、皮膚粗糙、舌炎、新陳代謝差、脊髓神經變性、精神不易集中
膽鹼		肝硬化、耳鳴、脂肪肝、膽結石、神經髓鞘炎、老年癡呆
葉酸		貧血、舌炎、消化及吸收不良、神經痛、乳汁減少
Vit C		壞血症、皮下出血、貧血、血管脆弱、皮膚粗糙
Vit D		軟骨症、骨質疏鬆、齒質延緩生成、駝背

Vit E	生長減緩、性功能降低、肝心機能弱、肌肉萎縮、紅血球破壞、醣類代謝障礙
生物素Vit H	白髮、脫髮、皮膚粗糙、濕疹、皮膚炎、肌肉痛
Vit K	血液不易凝固、小兒慢性腸炎、下痢、痔瘡
Vit F	濕疹、面皰
Vit P	牙齦出血、頭暈、毛細血管變弱

礦物質及微量礦物質的主要功能	
種　類	主要功能
鈉 Na	調節體液、維持血壓恆定。缺乏時使血壓降低、肌無力、容易疲勞
鉀 K	增加腦力及思考力。缺乏時容易肌肉麻痺、心血管疾病、氣喘
鈣 Ca	促進神經傳導、骨骼發育。缺乏時容易緊張發怒、神經痛、骨質疏鬆
鎂 Mg	提供能量泉源、心血管循環正常。缺乏時急躁不安、體力衰退、心肌梗塞
磷 P	傳導訊息、供應能量。缺乏時體能衰退、骨骼畸形、酵素活力下降
氯 Cl	調節體液、執行殺菌功能。缺乏時易脫髮
鐵 Fe	酵素及血紅素成分、增強活力、補血、去自由基與殺菌。缺乏時容易發怒、記性變差及貧血

氟 F	防止齲齒及骨質疏鬆。缺乏時易患關節炎、風濕痛
鋅 Zn	酵素SOD成分、抗氧化、抗老化、降低高血壓及提高性機能。缺乏時易得糖尿病、指甲脆弱、前列腺癌、蒙古症
銅 Cu	酵素SOD成分、抗氧化、強化血管、肌肉韌性。缺乏時易患貧血、白內障
硒 Se	多種酵素成分、抗氧化及抗癌、抗紫外線、提高性機能。缺乏時易患貧血、白內障、狹心症、畸形兒、癌症
錳 Mn	酵素SOD成分、抗氧化、提供能量泉源、改善肌肉無力症。缺乏時易患不孕症
碘 I	甲狀腺荷爾蒙組成物，預防心肌梗塞、增強活力。缺乏時易躁鬱
鉬 Mo	提高智能、防止貧血。缺乏時易氣喘、貧血、智能不足、食道癌
鉻 Cr	胰島素組成成分、降低血糖及血壓、促進脂肪分解，用以減肥。缺乏時易成過動兒、視網膜病變
鈷 Co	維生素組成、抗惡性貧血及促進核酸合成。缺乏時易患氣喘、腎臟病
鎳 Ni	催化細胞內生化代謝、尿素的分解、鐵的吸收、荷爾蒙分泌。缺乏時易患痛風及貧血
矽 Si	強化肌肉骨骼。缺乏時結締組織及骨骼易代謝異常、骨質疏鬆、牙齒鬆動
錫 Sn	預防禿髮、對聲音反應敏感。缺乏時毛髮稀疏、個

	性急躁不安
釩 V	提高壓力承受度。缺乏時易患心血管疾病、降低對鈣的吸收
硼 B	增加骨骼的張力。缺乏時會造成鈣的流失、骨骼及牙齒發育不全
鍺 Ge	補充體內氧、去除自由基、抗癌、氧的運送與儲存。缺乏時易得癌症
硫 S	抗自由基、殺菌、維持毛髮和指甲的生長、潤滑關節，是構成維生素B1及生物素的礦物質。缺乏時則毛髮粗糙，關節疼痛、免疫力下降

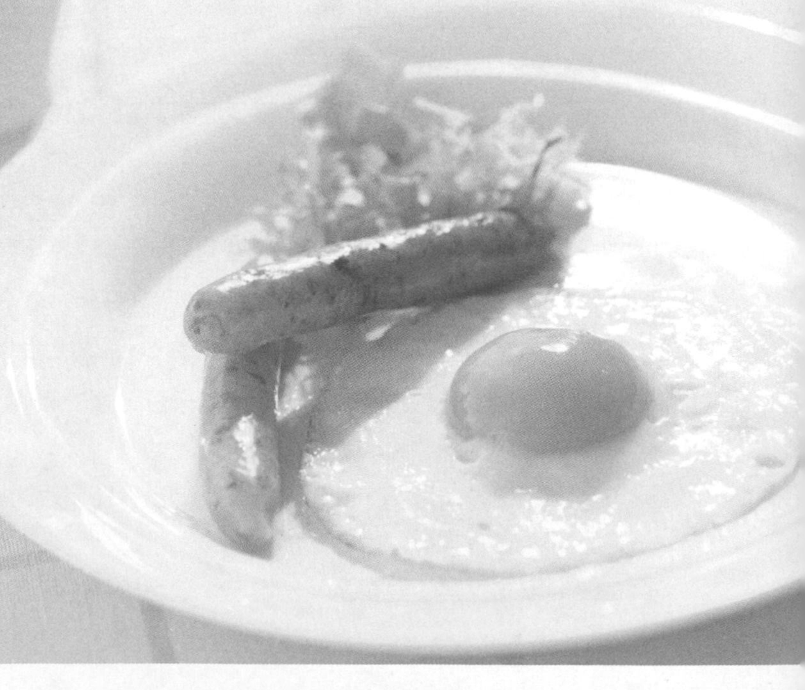

禽蛋的蛋白質最爲完整利用價値最高

禽蛋中的蛋白質是最優質的蛋白質，營養學家與生化學家已經以實驗證明，蛋類的蛋白質最爲完整且利用價値最高。

(1) 蛋白質的主要功能

從飲食中獲取的蛋白質經過消化分解後轉變為各類的氨基酸，然後再行組成身體所需的蛋白質或者更進一步形成為碳水化合物或是脂肪。蛋白質最主要的功能是提供必要的氨基酸來做為構成新組織的建造材料，這就是懷孕婦女、嬰孩、成長中的兒童、疾病復原中的病患對蛋白質需要量增加的原因。

(2) 蛋白質是細胞的基本有機化合物

瞭解了蛋類是最完整有效率的營養品後，更必須知道蛋白質對人類或其他動物的重要性。

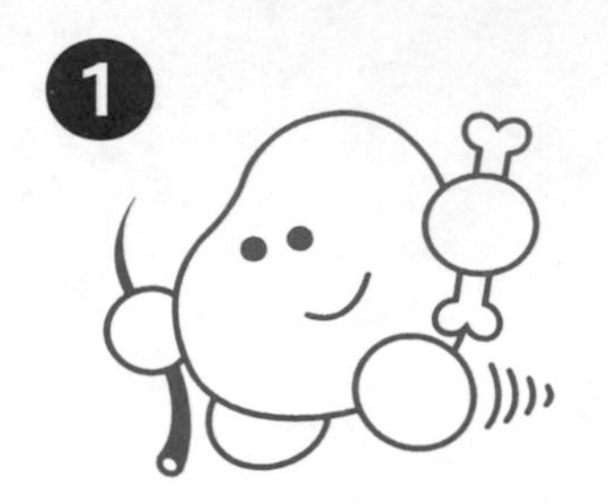

1. 蛋白質是構成肌肉、毛髮、皮膚、器官和骨髓的主要原料。

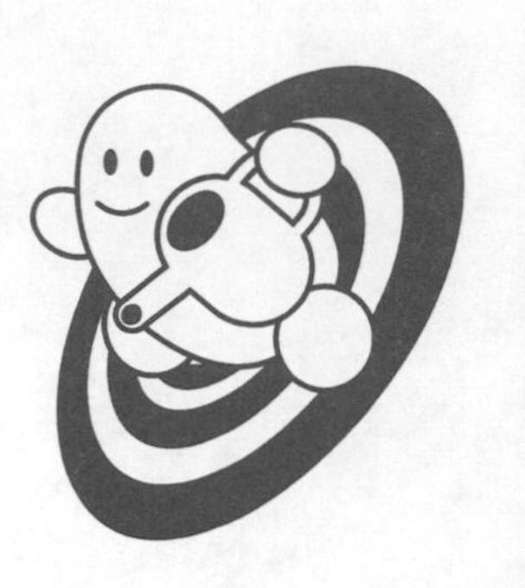

2. 蛋白質是形成酵素的主要材料，可以促進身體內各種生化作用的進行。

3. 荷爾蒙主要由蛋白質構成，它能協調身體各部的細胞機能。

4. 蛋白質能協助運送化學物質和養分，例如血紅素能運送氧與二氧化碳，血漿蛋白能協助各種體液之間維持正常的滲透關係。

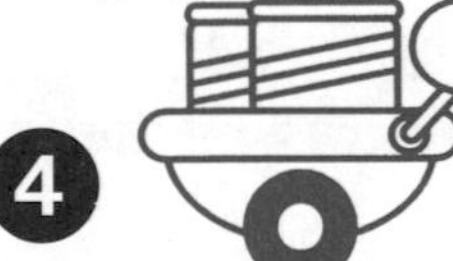

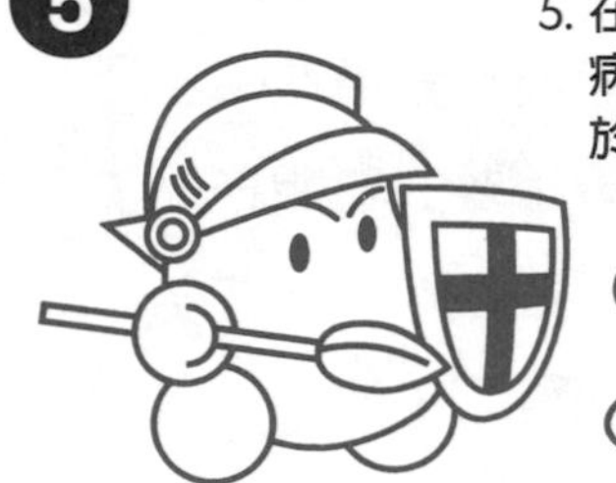

5. 在抵抗疾病方面蛋白質的作用非常大，對於某些特定疾病的抗體，可以在血漿的球蛋白中發現到，特別是存在於血漿中的伽傌球蛋白（gamma globulin）的部分，可以抵抗進入體內的異物，使病毒、細菌等不能生存。最近營養學界發現蛋白中的蛋白質——白蛋白（albumin）具有消除活性氧自由基的功能，能增強人體的免疫力，並且能防止細胞突變所產生的癌細胞。

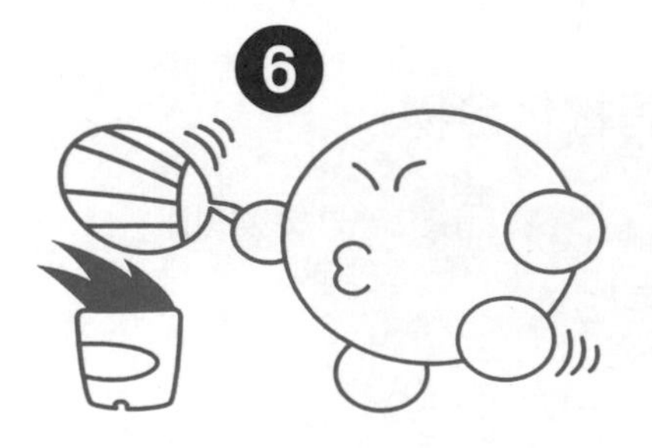

6. 蛋白質為熱與能的來源之一，每一公克的蛋白質能提供四大卡路里的熱量，跟碳水化合物一樣，但要比碳水化合物昂貴，且消化吸收過程比較複雜緩慢，較能產生飽足感。

蛋白質在兩世紀前由希臘字演變而來，其意思為「第一重要」，是生活組織中最重要的物質。由其定義而論，它是一種含氮化合物，水解後產生氨基酸。

蛋白質是所有生物細胞的基本組成物，它也是身體中最必需的有機化合物，同時也是各種荷爾蒙、酵素以及腺體分泌物不可取代的物質。人體含18%是蛋白質，所有蛋白質的分子都很大而且非常複雜，並且每一種蛋白質都有它自己的生理特性。雖然蛋白質構造複雜，但是它能在某些情況下經由與酸或鹼作用而被水解成各類氨基酸。

(3) 含有各種氨基酸

蛋類中含有各種人體所需的氨基酸，這些氨基酸就是組成蛋白質的主要元素，也就是說蛋白質是多種氨基酸的組合物。氨基酸以各種幾何構造與化學結合方式接連，而形成各種特殊的蛋白質。每一種蛋白質因為其氨基酸的組成方式不同而產生不同的生理機能。

氨基酸的特點為其分子構造中包含有羧基酸（carboxylic acid）（$-COOH$）和氨基（amino group）（$-NH_2$），而氨基常附著於羧基酸鄰近的碳原子上。除了氨基和羧基酸外每一種氨基酸的分子中的其他部分各不相同，因而構成不同的氨基酸，這些氨基酸都有某些共同的特性，但也各自保留其特定的性質。

目前至少有二十二至二十四種氨基酸被確定為生理上非常重要的蛋白質的基本元素。氨基酸很容易與酸或鹼結合而形成鹽類，或是與醇類結合形成酯類。氨基酸除了是蛋白質合成的基本單位外，它更參與某些生理的特殊作用。例如酪氨酸（tyrosine）與苯丙氨酸（phenylalanine）是甲狀腺素（thyroxine）的組合成分。胰臟製造胰島素時需要七種特別的氨基酸。甘氨酸（glycine）能與體內某些有害身體的毒素結合，而形成無毒物質排出體外。此外，氨基酸也可以做為能量的來源。

氨基酸中有八種是人體必須由外界食物供給的，這些氨基酸為人體維持正常生長所必需。它們是離氨酸（lysine）、色氨酸（tryptophan）、苯丙氨酸（phenylalanine）、白氨酸（leucine）、異白氨酸（isoleucine）、蘇氨酸（threonine）、甲硫氨酸（methionine）、纈氨酸（valine），這些就是我們所謂的「必需氨基酸」。組氨酸（histidine）可以在成人體內的組織中或經由腸道的微生物合成。對成年人而言，它非為必需氨基酸，但卻是嬰兒絕不可缺的氨基酸。至於精氨酸（arginine）雖然可以由體內的微生物合成，但是它合成的速率是否能充分提供體內代謝所需尚未完全確定。其他的氨基酸可以在體內合成適當的量，以應正常生長所需，而被稱之為「非必需氨基酸」。

蛋類中已經分析出二十二種氨基酸，在維持生理機能上確能發揮最佳功效。

其實將氨基酸分類成「必需」與「非必需」，端看其是否能由人體充分合成；如果合成量不足或根本就不能合成而必須由外界補充，我們就稱該氨基酸為「必需氨基酸」；如果人體本身合成量足夠，則該種氨基酸就是「非必需氨基酸」。

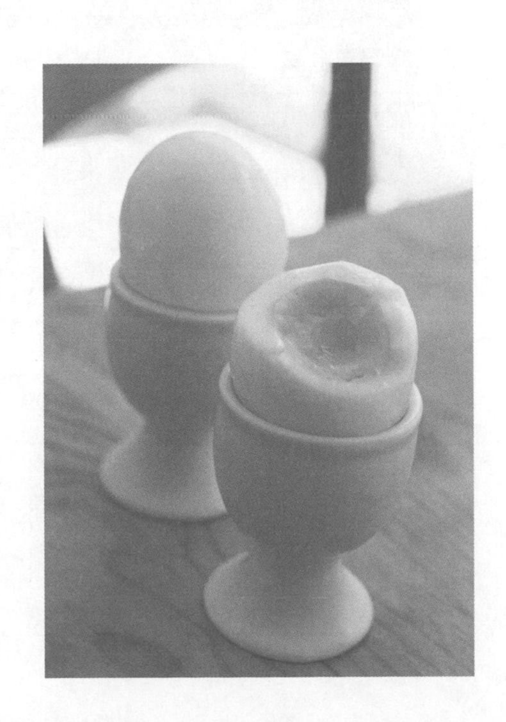

營養學上雖然如此分別，但應當只是來源性不同而已，其實都很重要，因為所有的氨基酸都可能是某些蛋白質分子中的必需單位，也可能是平衡某些身體功

能的主要原素，蛋類所含的各類氨基酸比例，與構成人體組織的氨基酸比例極為相似，是人類由食物中攝取氨基酸的最佳來源。

不過，並非等量攝取所有的氨基酸就對人體最有利，而是需要依照一定比例的氨基酸構成所需的蛋白質，才能達到被利用的最高價值，蛋的蛋白質正是依照這種比例氨基酸所組成的最佳蛋白質。

氨基酸的種類	
必需氨基酸	簡略語
離氨酸（賴氨酸）（Lysine）	Lys
色氨酸（Tryptophan）	Trp
組氨酸（HistidinFe）	His
苯丙氨酸（Phenylalanine）	Phe
白氨酸（亮氨酸）（Leucine）	Leu
異白氨酸（異亮氨酸）（Isoleucine）	Ileu
羥丁氨酸（蘇氨酸）（Threonine）	Thr
(2)－氨基，(4)－甲硫　基丁酸（蛋氨酸）（甲硫氨酸）（Methionine）	Met
纈氨酸（Valine）	Val
精氨酸（Arginine）	Arg

非必需氨基酸	簡略語
甘氨酸（Glycine）	Gly
丙氨酸（Alanine）	Ala
絲氨酸（Serine）	Ser
正白氨酸（正亮氨酸）（Norleucine）	NLeu
天（門）冬氨酸（天（門）冬醯）（Aspartic Acid）	Asp-NH_2,（Asn）
麥氨酸（穀氨酸）（Glutamic Acid）	Glu
羥膠氨基酸（麥醯氨）（穀氨醯氨）（Hydroxyglutamic acid）（Glutamine）	Glu-NH_2
脯氨酸（Proline）	Pro
羥脯氨酸（Hydroxyproline）	HPro
瓜氨酸（Citrulline）	Cit
胱氨酸（Cystine）	Cys
半胱氨酸（Cysteine）	Cys-SH
酪氨酸（Tyrosine）	Tyr
羥離氨酸（羥賴氨酸）（Hydroxylysine）	HLys

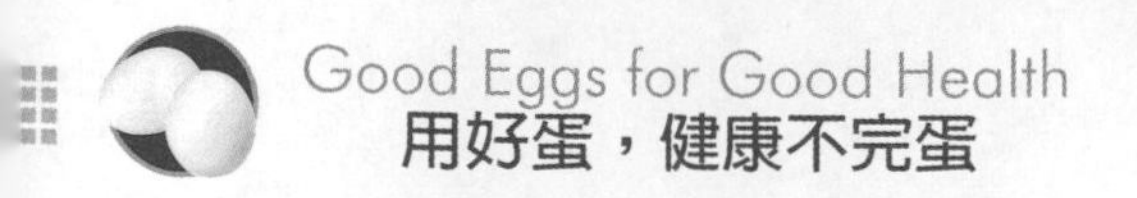

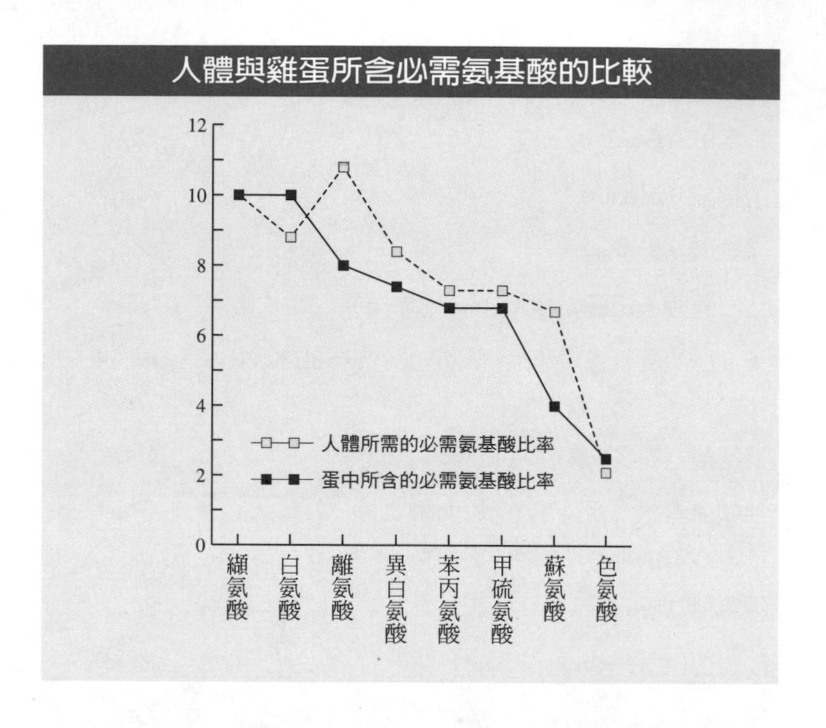

必需氨基酸的主要生理功能

必需氨基酸	主要生理功能
異白氨酸	擴張血管、提高肝功能、促進毛髮生長、防止白髮、輔助神經細胞發育
白氨酸	促進生長發育、促進胃液分泌、提高肝功能、促進葡萄糖的代謝
離氨酸	修護身體組織，造血、預防軟骨病
甲硫氨酸	抗憂鬱、幫助排尿、鎮痛、提升記憶力

苯丙氨酸	抗抑鬱、產生飽足感、有助減肥、降膽固醇、使血壓升高
蘇氨酸	促進酵素合成及生長、預防脂肪肝與貧血
色氨酸	增強免疫系統、安定神經、鎮痛、延緩老化
纈氨酸	協調內分泌、抗衰老、促進生長、維持體內氮平衡、預防皮膚乾燥、抗皮膚癌

（4）蛋類的蛋白質可利用效率最高

以「FAD蛋白價」評估蛋白質的優劣

評估蛋白質的方法有很多種，依一九七五年國際農糧組織（FAD）的評估標準，是以人體對各種氨基酸的需求量之組合來評定蛋白質的優劣，並且以「蛋白價一百」

不同食物的蛋白質生物價

蛋白質的來源	生物價
蛋	100
牛奶	93
米	86
牛肉	75
魚	75
玉米	72

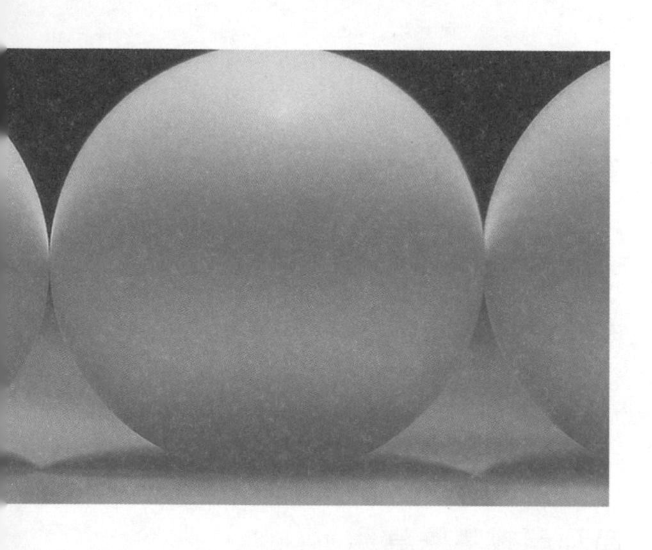

為基準，因為蛋中所含的蛋白質與人體的必需氨基酸分配量極為相似，所以蛋的蛋白質就被訂為「蛋白價一百」，是最優良的蛋白質。

以「生物價」評估蛋白質的優劣

評估蛋白質的品質又常以「生物價」(biological value)來表示蛋白質可被人體有效吸收和利用的價值。「生物價」以百分比做為基準，蛋的「生物價」也是一百，此即表示蛋中的蛋白質被人吸收利用的程度，比任何一種含蛋白質的食物都要優良。

以蛋白質淨利用率「NPU」評估蛋白質的優劣

蛋白質營養價值的評估，以蛋白質淨利用率（Net Protein Utilization；NPU）為標準。蛋白質淨利用率愈高表示蛋白質的質地愈好且愈容易吸收。

此法與「生物價」檢測法類似。「NPU」為淨蛋白質利用之效率，是指攝取之蛋白質中的氮元素保留在身體內的比率，與「生物價」檢測法之間的差異在於「NPU」

檢測法除檢測蛋白質的利用程度外，也顧慮到被人體消化的效率，蛋的「NPU」在所有含蛋白質的食物中也名列第一。

蛋類的蛋白質淨利用率可高達90，名列所有含蛋白質食物之首。因此醫生建議由嬰兒期開始的輔助食物，就應該添加雞蛋。

食物的蛋白質淨利用率（NPU）	
食品種類	蛋白質淨利用率
蛋	90
魚	83
牛奶	82
牛肉	80
甘藷	72
馬鈴薯	71
玉米	52
豌豆	44

以蛋白質利用效率「PER」評估蛋白質的優劣

蛋白質利用效率（Protein Efficiency Ratio；PER）是一種極為簡單的蛋白質優劣之測量方法，用已經斷奶的小白鼠或嬰幼兒來實驗，以每餵食1公克的試驗蛋白質為分母，而其體重所增加的公克數為分子所得之結果。蛋白質利用效率PER大於2者，則可視之為優良的蛋白質。

$$\text{PER} = \frac{\text{動物體重增加克數}}{\text{蛋白質攝取克數}}$$

從事營養學研究的專家們曾以精製的全蛋蛋白質進行小白鼠的生長試驗，結果顯示，蛋中的蛋白質比乳蛋白等更有助於體重的增加，由此可見，蛋類的蛋白質能有效的被吸收利用，對病後或手術康復期的人、生長期的孩童和青少年、懷孕或哺乳期的婦女以及老年人的營養補充，都是最優良的食品。

食物的蛋白質利用效率（PER）	
食品種類	蛋白質利用效率
蛋	4
牛奶	3.1
牛肉	2.3
黃豆	2.4
精白米	2.2
白麵粉	0.6

(5) 含有特殊蛋白質

雞蛋中所含的蛋白質多為球狀蛋白質，並且多數為醣蛋白（glycoprotein），據所知至少有四十餘種的蛋白質存在於蛋白中，其生化特性多半也已經分析瞭解了。這些蛋白質包括有卵白蛋白（ovalbumin）、卵蛋白（ovo-mucin）、伴白蛋白（伴蛋白）（conalbumin）、卵類黏蛋白（類黏蛋白）（ovomucoid）、卵黏蛋白（ovomucin）、溶菌蛋白（lysozyme）、卵抑制蛋白（卵酶抑制蛋白）（ovoin-hibitor）、卵醣蛋白（ovoglycoprotein）、卵黃素蛋白（ovoflavoprotein）、卵黃磷蛋白（vitellin）、卵黃球蛋白（livetin）以及至少五種的唾液酸糖蛋白（sialoglycoprotein）等。雞蛋蛋殼打破之後，或貯存過久時，雞蛋的蛋白濃厚區就會逐漸淡化，而稀蛋白逐漸增加，就是因為卵黏蛋白與溶菌蛋白所組成的複合體逐漸解離而造成原蛋白區稀薄化所致，同時蛋纖維狀的卵黏蛋白也會自行解離，而使濃厚蛋白構造瓦解，導致蛋白稀薄化。

雞蛋中所含的特殊蛋白質還包括有溶菌蛋白（溶菌素），它是一種能溶解細菌細胞壁的酵素蛋白質。此種酵素是一種鹼性醣蛋白，它在蛋清中佔有量為3.5％～4％。部分溶菌蛋白能與卵蛋白、伴蛋白以及卵黏蛋白結合在一起。溶菌蛋白在pH4.5時，雖然經過攝氏100℃加熱一至兩分鐘其性質依然安定，但是在pH9時則失去其安定性。因為溶菌蛋白具有能溶解革蘭氏陽性細菌細胞壁的特性，因此其商業價值頗高，在臨床醫學上，常用溶菌蛋白來強化生物體的防禦功能及分解膿黏液、止血和促進組織修復等。在食品加工界也經常利用溶菌蛋白作為食物的天然防腐劑，例如美國食品界已經將溶菌蛋白加入肉製品中，以達到防腐的目的。溶菌蛋白是雞蛋蛋白質中頗具特性的蛋白質，人類的鼻涕黏液、淚液以及白血球中也含有少量的溶菌蛋白。

(6) 蛋之蛋白質加熱後會凝固

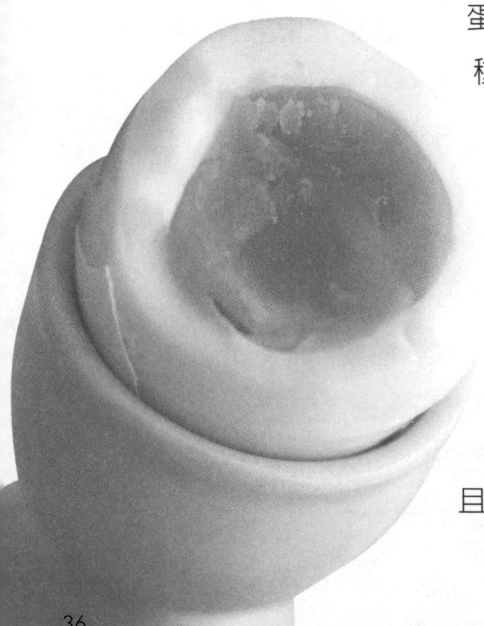

蛋的蛋白質遇熱則會凝結，並且是一種不可逆性的化學反應。其主要的化學特性，在於蛋裡含有長鏈氨基酸的白蛋白（albumen；albumin)。在平時白蛋白捲曲成為類似球形體，它們靠著含有不同的原子鍵的特性，每一個白蛋白都帶有負電而相互排斥，這使每一個白蛋白都能維持其獨立性而且單獨存在。但是這種特性很容易受到環境的影響而喪失，例如酸鹼度、鹽的濃度、溫度甚至於打入蛋中的空氣都能使白蛋白的負電位改變，而相互吸引相連而凝固。當白蛋白受熱時，其中的原子價就發生變化，使得原本捲曲的球形改變而鬆綁，並且失去了部分負電價，因此就開始相互吸引而結合在一起，隨著溫度升高，白蛋白相互結合的機會增加，最後，原先是流動液態水溶性的白蛋白就因相互連接而改變性質，成為結實不溶於水的半固體或全固體形態，這就是為什麼蛋加熱就凝固的原因。此外，蛋汁加醋、醃製鹹蛋、皮蛋以及用打蛋器快速攪蛋，都能讓蛋中的蛋白質改變它原有的形態。若能利用蛋類特有的蛋白質特性，將使蛋類的食品更為多樣化。

蛋之蛋白質加熱後產生的變化

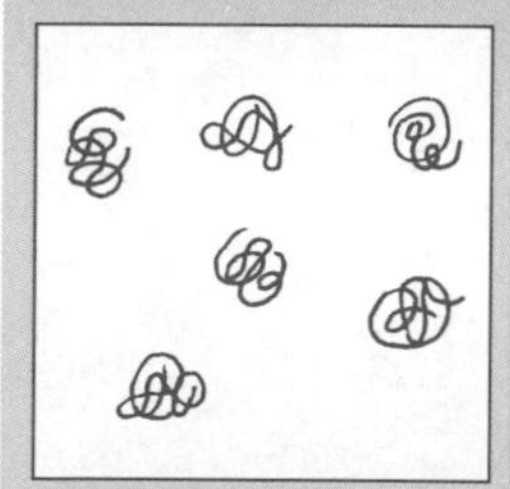

蛋之蛋白質在蛋中呈現捲曲球形體，並可溶於水中流動。

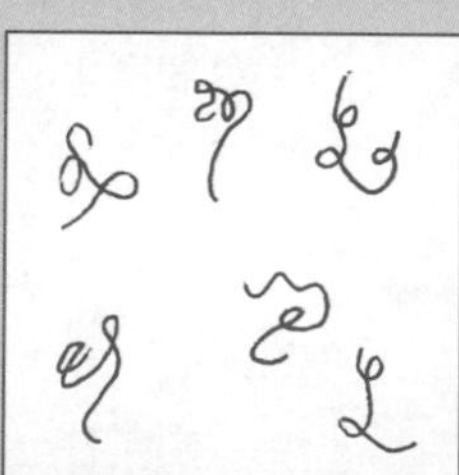

開始加溫後，蛋之蛋白質的原子鍵開始鬆綁。

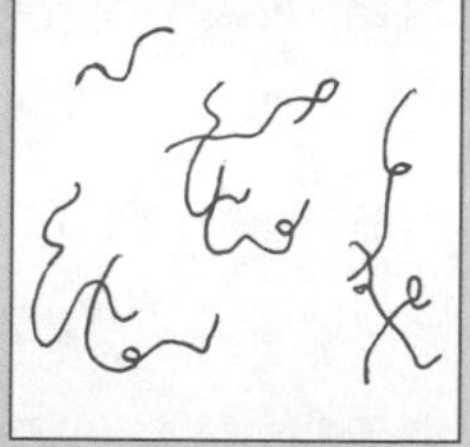

蛋之蛋白質受熱後，鬆綁的蛋白質相互連結，成為不溶於水的半固體或固體形式。

蛋黃中的脂質以不飽和脂肪酸爲多

雞蛋的脂肪主要存在於蛋黃中，蛋黃中約有30%～33%的脂質（lipid），其中以三酸甘油脂（triglyceride fat）

● 動植物來源脂質的脂肪酸含量（重量百分比）

脂肪酸／來源	飽和脂肪酸（saturated fatty acid）				
	癸酸 10：0	月桂酸 12：0	豆蔻酸 14：0	棕櫚酸 16：0	硬脂酸 18：0
雞蛋			2.7	22.1	7.
黃豆			0.1	10.3	3.
豬油	0.1	0.2	1.3	23.8	13.
牛油	0.9	0.9	3.7	24.9	18.
雞油		0.1	0.9	21.6	6.
牛奶	2.7	3.7	12.1	25.3	9.
大豆油			0.1	10.3	3.
橄欖油				11.0	2
花生油			0.1	9.5	2.
椰子油	6.0	44.6	16.8	8.2	2.

最多，約佔65%，其次為磷脂質（phospholipids）約佔30%，膽固醇（Cholesterol）則約佔4%，其餘則為微量的脂溶性維生素等。

磷脂質又以磷脂膽鹼（phosphatidyl choline；PC），為卵磷脂（lecithin）之主要組成物，其它則包括有少量的神經磷脂（sphingomyelin）、肌醇磷脂（phosphatidyl inositol；PI）以及絲氨酸磷脂（phosphatidyl serine；PS）等。

不飽和脂肪酸（**unsaturated fatty acid**）				
棕櫚油酸 16：1	油酸 18：1	亞麻油酸 18：1	次亞麻油酸 18：3	花生四烯酸 20：4
3.3	36.6	11.1	0.3	0.9
0.2	22.8	51.0	6.8	
2.7	41.2	10.2	1.0	
4.2	36.0	3.0	0.6	
5.7	37.4	19.5	1.0	
4.0	29.6	0.3	--	
0.2	22.8	51.0	6.8	
0.8	72.5	7.9	0.6	
0.1	44.8	32.0		
	5.8	1.8		

一般商業上所指的卵磷脂其實是包括了神經磷脂、肌醇磷脂和絲氨酸磷脂等，而狹義的卵磷脂則是單指磷脂膽鹼一種磷脂質而已。

雞蛋中所含的不飽和脂肪酸多於飽和脂肪酸，平均1枚雞蛋所含的膽固醇含量大約在275毫克左右。

蛋殼是價廉物美的鈣質補充品

雞蛋殼的主要成分是碳酸鈣（calcium carbonate），約佔整個蛋殼重量的91%～95%。此外，蛋殼中尚含約佔有5%的碳酸鎂（magnesium carbonate），以及2%的磷酸鈣（calcium phosphate）和膠質（colloid）。蛋殼中並含有少量的有機物質和數種色素，其中以卟啉（porphyrin）為主要成分，蛋殼的組成成分與人體骨骼主要成分相似，是提供骨骼鈣質的價廉物美補給品。

蛋殼主要的成分為碳酸鈣，其含鈣的成分與真珠、牡蠣、牛骨、小魚乾相同，是鈣質的良好來源。從蛋中孵化出的雛鳥，其骨骼的成長主要來自於蛋殼。一般普通大小的雞蛋殼約重十公克，而每一公克中的含鈣量約有350毫克，因此半個蛋殼的含鈣量就有1,750毫克之多。但是要注意，碳酸鈣需要經過胃酸的溶解，才能被吸收，同時其吸收率不到30%。因此如果想獲得更多的鈣質，得先把蛋殼溶解於醋或檸檬酸中，比直接將蛋殼磨成粉與食物混合食用來得有效得多。

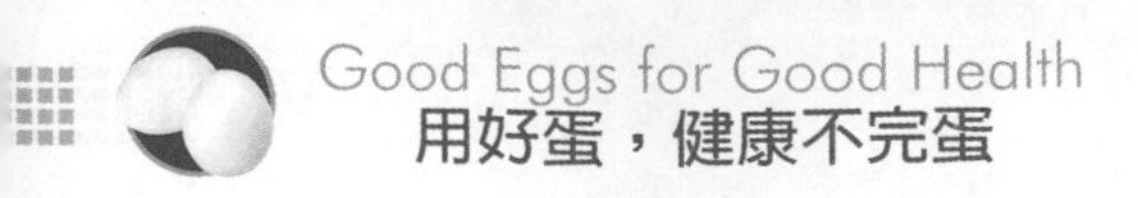

蛋殼和檸檬酸有助於維持體液的弱鹼性

檸檬酸又稱為枸櫞酸，多半存在於水果中，尤其以檸檬中含量最為豐富。它能夠維持人體的弱鹼性，並且能夠消除精神緊張、穩定情緒，使人體細胞減除壓力而發揮自然治癒的能力。檸檬酸更能促進性荷爾蒙的分泌，延緩老化。自古以來，祖先們就知道食用醋來保健身體，但是醋的酸味很強烈，因此許多人無法接受，更無法大量食用。其實，食用醋中也含有檸檬酸，只是每一百公克的食用醋中只含有二毫克的檸檬酸，而一百公克的檸檬則含有二公克（二千毫克）的檸檬酸，足足高出千倍之多。

檸檬酸雖然可以從柑橘類的水果中攝取而得，但是如果想要達到更佳的效果時，則可採用白色結晶體的檸檬酸，此種結晶體純度高，非常容易溶於水中，同時酸味不刺激並帶有宜人的口感，檸檬酸的酸度只有醋的三分之一，但是其功能卻為醋的三倍，因此，喝檸檬酸更能使身體健康。

除了利用新鮮的檸檬搾汁外，亦可以直接利用檸檬酸結晶溶於水中加以稀釋後直接飲用。但是檸檬酸會刺激胃部，最好在飯後或吃飯時飲用。同時也不可沖調得太濃，通常一個檸檬至少要加入二百五十西西的冷開水稀釋。或是以十五公克的結晶檸檬酸與一千至兩千西西的冷開水調勻後放入冰箱中，每日大約飲用二百五十西西。如果胃部感覺不舒適的話，可以再沖淡一些，於三餐時或飯後飲用。如果喜歡的話，也可以加入少許果糖調味。

此外，以蛋殼和檸檬酸共同調製，不但可以減輕酸度，還可以增加鈣質，這是一舉數得的好方法。最方便的製作法是在二百西西的溫開水中加入十五公克的檸檬酸，等到溶成液體後，再加入一個清洗乾淨的空蛋殼，蛋殼不必打碎，直接和檸檬酸液放在冰箱中浸泡大約三

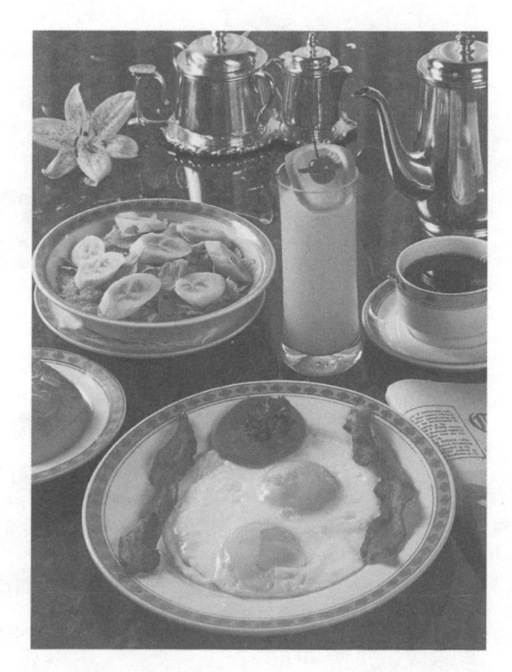

至五天，將蛋殼用紗布過濾後，再加入大約八百西西的冷開水，亦可加入果糖調味，然後放回冰箱中慢慢飲用。

蛋的組成結構

雞蛋的組成，以重量而言，蛋白約佔全部重量的58%，蛋黃約佔全重的31%，蛋殼則佔全部重量的11%。

以其所含營養成分的比例而言，1枚雞蛋約含有65%～75%的水分，其中蛋白含88%的水分，而蛋黃僅含有5%的水分。蛋白質則佔12%，其次則含有11%的脂肪以及1%的礦物質和1%的維生素。

雞蛋的結構由蛋殼開始到蛋內，蛋殼因蛋的形狀而有鈍端與尖端之分，鈍端的蛋殼內含有氣室、內層與外層殼膜。蛋清層則又分為外稀卵白、厚卵白以及內稀卵白。蛋黃層則以蛋黃膜與蛋清分隔，蛋黃亦有淺色卵黃和深色卵黃兩層。蛋黃與蛋白之間則靠繫帶膜和繫帶索相互

蛋的構造圖

蛋白層
- ❶ 內稀蛋白
- ❷ 厚蛋白
- ❸ 外稀蛋白

繫帶層
- ❽ 繫帶

蛋黃層
- ❹ 淺色蛋黃層
- ❺ 深色蛋黃層
- ❻ 蛋黃膜
- ❼ 蛋胚

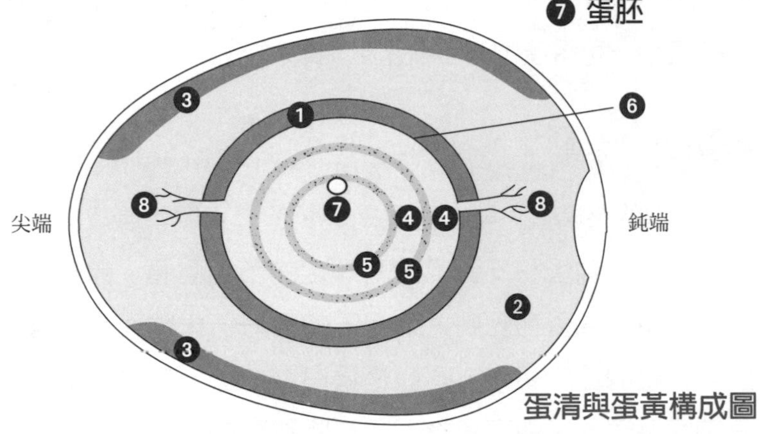

蛋清與蛋黃構成圖

蛋殼膜
- ❾ 氣室
- ❿ 內層殼膜
- ⓫ 外層殼膜

蛋殼層
- ⓬ 海綿層
- ⓭ 角皮層
- ⓮ 乳頭突起層

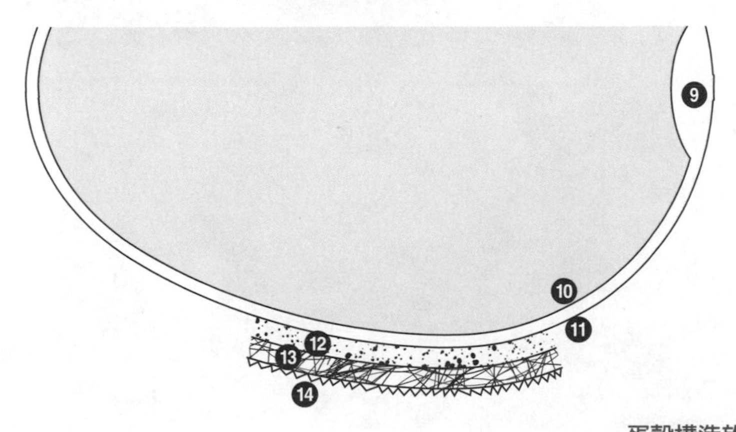

蛋殼構造放大圖

連繫，蛋黃上並含有胚徑與胚。蛋殼外部則包括有角皮層、海綿層，以及乳頭突起層，蛋殼則含有許多非常微小的氣孔，可將蛋中的二氧化碳氣體排出。

雞蛋VS.鴨蛋

在蛋的市場上，雖以雞蛋為主，但是用鴨蛋製成的蛋品，例如鹹鴨蛋和皮蛋也佔有一定的市場價值。自古以來，雞蛋與鴨蛋都受到大衆相同的喜好。大體而言，雞蛋與鴨蛋的組成相似，同樣是蛋白質的最佳來源。但是在中醫藥理上，卻有稍許不同，吃雞蛋的禁忌少而吃鴨蛋的禁忌則較多。

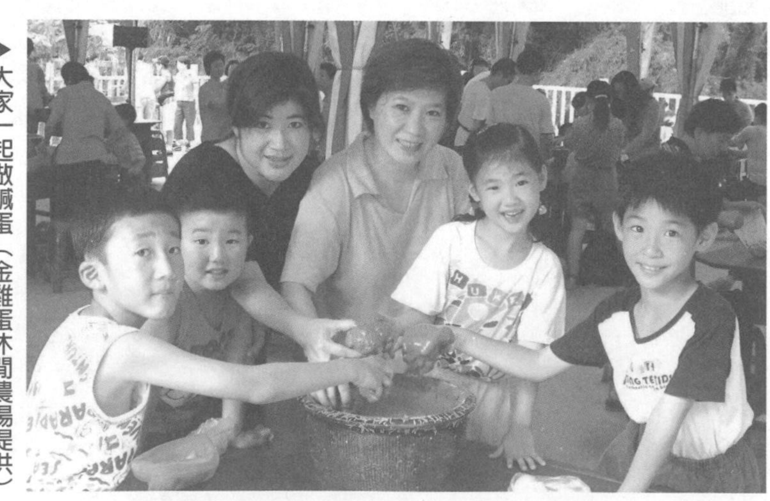

▶大家一起做鹹蛋（金雞蛋休閒農場提供）

雞蛋與鴨蛋的成分比較（每100公克）														
蛋種	蛋白質 公克 gm	脂肪 公克 gm	碳水化合物 公克 gm	熱量 大卡 kcal	鈣 毫克 mg	氯 毫克 mg	磷 毫克 mg	鈉 毫克 mg	鐵 毫克 mg	硫 毫克 mg	維生素A 國際單位 Iu	維生素B2 毫克 mg	維生素B1 毫克 mg	膽固醇 毫克 mg
雞蛋	14.7	11.6	1.6	170	55	174	210	165	2.7	163	1440	0.16	0.58	530
鴨蛋	8.7	9.8	10.3	164	71	180	210	170	3.2	158	1380	0.15	0.67	634

註：因為所食飼料差異，上述各項數值略有不同。

你不能不知道

雞蛋與鴨蛋在中醫上的醫理辨證

雞蛋

適應症狀：陰虛、目赤、失眠、心煩、燥咳、聲啞、喉痛、胎動、虛勞。

注意事項：糖尿病患限量食用。

鴨蛋

適應症狀：陰虛、肺熱、咳嗽、喉痛、牙痛、瀉痢。

注意事項：脾胃不適、寒濕下痢、毒瘡、疥瘡患者忌食。

雞蛋具有多種抗菌功能

帶殼雞蛋在適當的溫度下至少可以保存一個月以上，這是因為雞蛋有多種防衛機能，可以抵抗細菌及異物的入侵。首先蛋殼與蛋殼膜做為第一道防守線。一旦細菌侵入蛋內，則雞蛋內容物就會啟動一連串的生化防禦措施。蛋白的黏度就有防衛功能，同時蛋白更含有多種抗菌抗微生物的蛋白質，例如溶菌蛋白（溶菌酶）(lysozyme)、卵白素（avidin）、伴蛋白（conalbumin）、卵蛋白（ovomucin）、白蛋白（albumin）、卵黃素蛋白（ovoflavo protein）、卵酶抑制蛋白（ovoinhibitor）等，這些抗微生物因子，提供了雞蛋嚴密的防衛功能。

蛋清能提高人體免疫力

生化學家已經成功的從蛋清中分離製成溶菌酶(lysozyme)。溶菌酶能夠將細菌的細胞壁水解，使細菌不能存活。溶菌酶廣泛存在於自然界中，例如在眼淚、鼻涕、唾液或是無花果的白色漿液中都含有溶菌酶。溶菌酶因具有殺菌機能，因此被廣泛應用在醫藥界和食品界。同時，蛋清中含有一種卵白蛋白（ovoalbumin）的蛋白質，它經過消化分解後生成兩種胜肽（peptide）這兩種胜肽能活化巨噬細胞，吞食侵入人體的異物。最近又發現蛋清中所含的蛋白質——白蛋白（albumin）具有抗氧化功能。因此可以說蛋清是一種能提升免疫力的蛋白質，可以預防病菌和病毒的侵害，增強人體的自衛功能。

生命的基礎物質——卵磷脂

生命的基礎物質卵磷脂最初的發現來自於蛋黃。

■ 卵磷脂的由來

早在十八世紀中期法國科學家哥伯理（M.Gobley）

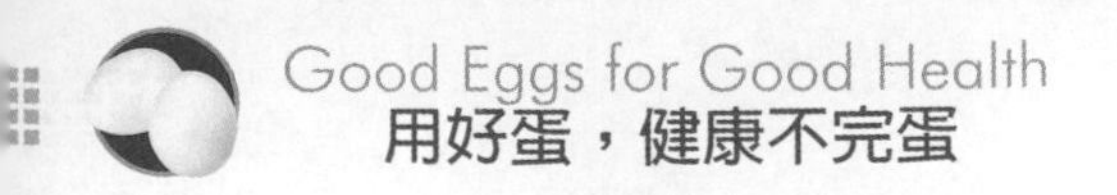

成功地從蛋黃中分離出一種膽鹼素，並且以希臘語為它命名為“Lecithos”其意義為「蛋黃」，後來逐漸演變成英語“Lecithin”，國人譯為卵磷脂，俗稱為蛋黃素，卵磷脂是一種脂質，其中的主要成分為磷脂膽鹼（phosphatidyl choline），主要來自於大豆、牛肝、小麥胚芽、鰻魚等食物，而又以蛋黃中所含的卵磷脂量最為豐富，所謂的蛋黃油也就是蛋黃卵磷脂，是構成蛋黃的主要成分。

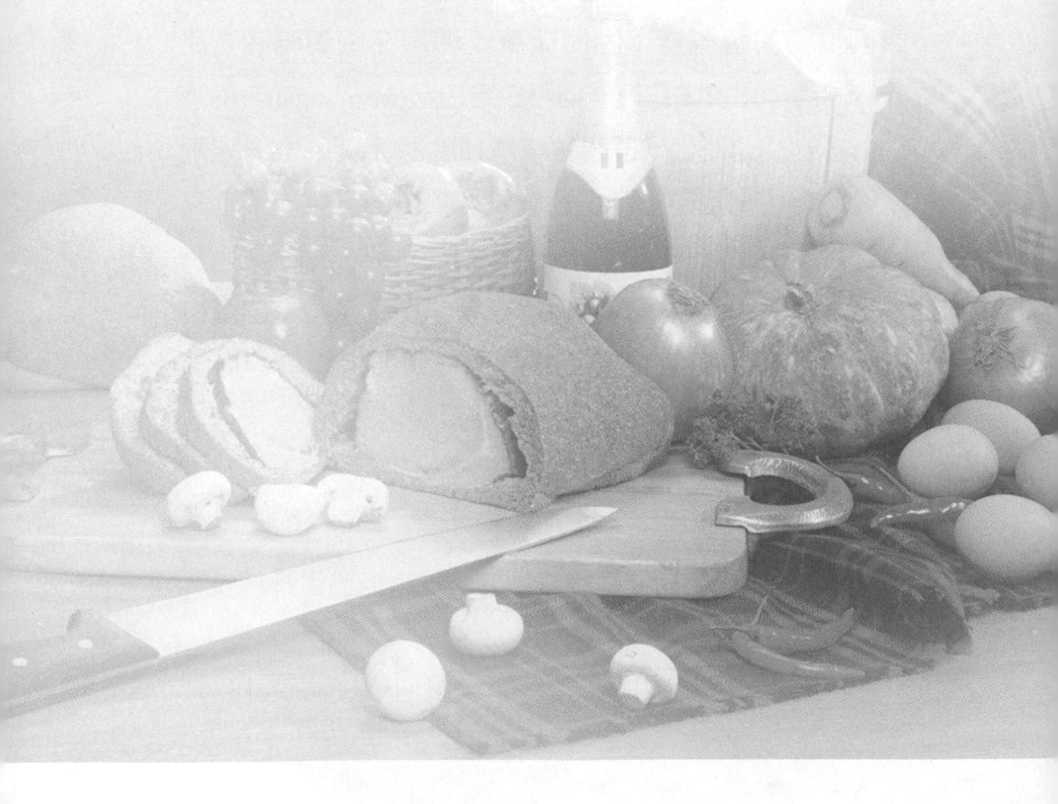

■ 卵磷脂的主要功能

卵磷脂是由不飽和脂肪酸、膽酸、甘油、磷酸所構成的有機化合物。它是細胞膜的主要成分，尤其在腦與肝臟中含量最多，卵磷脂能使腦細胞及神經細胞活化，預防記憶力減退，預防老人癡呆症的產生。同時它能溶化血管壁的膽固醇，維持血管的彈性與韌性，預防心血管疾病的發生。卵磷脂能活化細胞，維持細胞年輕化，防止皮膚產生皺紋，預防老化，所以卵磷脂被認為是生命的基礎物質。卵磷脂是一種天然的精神安定劑，可以減緩緊張的情緒，因此經常感到身體緊張和疲勞者，應該多加攝取。同時男性的精液中也含有大量的卵磷脂，一旦精液消耗，則精力就會減退，精子數量也會減少，因此精力不足的男性，也應該補充卵磷脂。卵磷脂與維生素 E 有相輔相成的功能，可以防止不飽和脂肪酸氧化，在食品加工業經常添加做為抗氧化劑和乳化劑。此外，卵磷脂還能防範脂肪肝的生成。

■ 卵磷脂的食用劑量

依照W.H.O.（世界衛生組織）和F.A.O.（聯合國農業糧食組織）針對卵磷脂每日的攝取量並無明文規定。但是為了維持健康、防止老化，平均每日需要量約為四至八公克，但是如果身體需要，則可增加二倍或高至四倍。

卵磷脂並非藥物，一般糕餅業或其他食物製造業經常添加卵磷脂為食物的乳化劑。卵磷脂因為具有滲透和分散的作用，是良好的界面活性劑，它又能促進水與油脂混合均勻，也是優良的保濕和抗氧化劑，經常被添加在乳液、面霜、潤髮乳、口紅中。用蛋黃中的卵磷脂製成的蛋黃油，可用來製成藥用軟膏以治療皮膚病或痔瘡。

■ 蛋黃中的卵磷脂與一般的大豆卵磷脂不同

1枚重約60公克的雞蛋，其蛋黃中所含的卵磷脂大約有1.4公克。除了蛋黃之外，黃豆中也含有卵磷脂，但是一般市面上所販售的大豆卵磷脂，只是經由黃豆提煉豆油後含有大豆磷脂質的剩餘物，此種大豆磷脂質與蛋黃中所含的卵磷脂的形式和種類則稍有不同。蛋黃中所含的磷脂質相當於大豆含量的二十三倍，而且蛋黃磷脂質中所含的卵磷脂又是大豆磷脂質的二倍半。所以可說雞蛋中的蛋黃是獲得卵磷脂的最佳來源。不過要提醒患有腎衰竭、洗腎、高血壓症的人，因為蛋中的磷含量太高，平日最好要按照醫生的指示食用，不可多食。

蛋黃與大豆卵磷脂

種類	磷脂質（%）	磷脂質中卵磷脂（%）	卵磷脂（%）
蛋黃	9.3	84.2	7.83
大豆	0.4	33.0	0.13

解開蛋與膽固醇的迷思

一般人士都不敢多吃蛋，認爲蛋中的膽固醇很高，對心血管有害，這種觀念必須加以改進。

Q 膽固醇過高還可以吃蛋嗎？

A 現代人開始逐漸注重飲食保健，因此非常注意自己血液中膽固醇的含量，預防動脈硬化等心血管疾病。為了降低血液中的膽固醇，盡量攝取低膽固醇的食物，為此常常不敢吃蛋，認為雞蛋中含有多量的膽固醇，吃了會影響健康，這是很不正確的觀念。

其實，即使一口蛋都不吃，人體每天也會自行合成製造一至兩千毫克的膽固醇。有許多素食者，也患有膽固醇過高的症狀，這些除了和飲食相關外，個人體質和遺傳因素也是造成高血脂的原因。更重要的是膽固醇是製造脂蛋白、性荷爾蒙和維生素D的必要材料，它是人體必需的成分，不必過於恐慌，因噎廢食。

況且雞蛋中所含的營養成分是均衡且全面的，1枚雞蛋所含的膽固醇雖在二百五十毫克左右，但僅佔人體每天由肝臟製出的膽固醇量的五分之一，即使不吃任何含膽固醇的食物，人體每天照樣會合成製造出膽固醇。

雞蛋含有人體所需的必要養分，包括有八種必需氨基酸、維生素A、維生素E、維生素D、維生素B1和B2、鈣和鐵等礦物質以及卵磷脂等維持生命的必要元素，同時蛋也是最易被人體消化吸收的天然食物。所以不必太擔心蛋中的膽固醇含量，何況導致動脈粥樣硬化的原因除了膽固醇之外，還有壓力、遺傳、高血壓、糖尿病、腎臟病、吸菸、缺乏運動以及肥胖等，所以不應將所有引起心血管疾病的原因，都歸罪於蛋。

Q 膽固醇能維護細胞膜健康

A 膽固醇是提供荷爾蒙的重要元素，例如膽固醇可以轉化成類固醇（steroid）作為副腎皮質荷爾蒙的原料。同時性荷爾蒙的生成也必須有膽固醇作為原料。人體的肝臟會將膽固醇與卵磷脂合成磷蛋白形式，輸送到各類器官，以製造所需的荷爾蒙。此外，維生素D和膽汁酸等都是由膽固醇製成。膽汁酸是脂肪消化時不可缺少的消化液，它在肝臟合成後，流入膽囊濃縮後與卵磷脂一起合成消化液，再運送至十二指腸來進行脂肪消化和吸收的功能。

膽固醇與卵磷脂共同產生強化細胞膜的功能，活化腦細胞及神經細胞，防止記憶力退化。成年人的人體大約含有六十兆個細胞，這些細胞的健康，需要有細胞膜的保護，細胞膜就有如細胞營養與廢物的出入關口，細胞膜還支配著細胞的呼吸作用和解毒作用，一旦細胞膜變得薄弱，細胞就會出現水腫現象甚至死亡，因此維護細胞膜的健康，是維護健康之首要工作，也就是必須要有充分的膽固醇與卵磷脂。

優質膽固醇含量高的人比較長壽

A 歐美各國針對人類壽命的統計中發現，優質膽固醇含量在每一百毫升含有八十毫克以上的人，長壽的比例也較高，不同於世界衛生組織所顯示的血液中膽固醇平均值較低

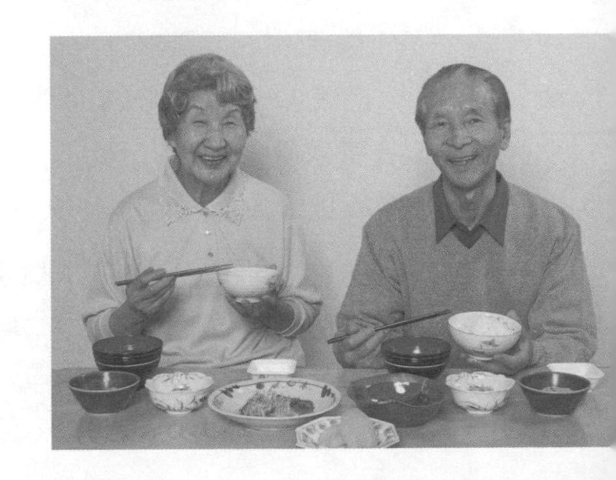

者較為長壽。其原因是世界衛生組織所進行的調查是以膽固醇的總值為基準，而非以優質膽固醇為衡量。

所謂優質膽固醇，就是指高密度脂蛋白膽固醇，簡稱為高密度膽固醇（HDL-Cholesterol），而所謂的壞膽固醇則為低密度脂蛋白膽固醇（LDL-Cholesterol）簡稱為低密度膽固醇。高密度膽固醇有如「清道夫」，它可以將週邊沉積在動脈管壁多餘的膽固醇帶回肝臟去代謝清除，因而降低心血管疾病的發生率；而低密度膽固醇的運作機制剛好相反，它能將肝臟內的膽固醇運送至週邊組織中。

如果血液中低密度膽固醇過多，就會在血管壁上形成小硬塊，導致動脈硬化，增加心血管疾病的發生率。因此營養專家們多建議提升好膽固醇含量來抑制壞膽固醇，以預防心血管病變。

血液中60%～70%是低密度膽固醇，只有30%～40%是高密度膽固醇。因此，若血液中的膽固醇值過高，就有可能堵塞血管，引起心肌梗塞或腦梗塞或中風。

為了維持血液中膽固醇的平衡，一般醫師都建議血清中的總膽固醇含量應該以每一百毫升不超過二百二十毫克；而低密度膽固醇質應以每一百毫升不超過一百五十毫克；高密度膽固醇則為每一百毫升必須在四十毫克以上。此外，中性脂肪最好維持在每一百毫升含一百五十毫克左右。

Q 吃蛋可以獲得高密度好膽固醇

A 國內外學者研究指出，蛋黃中的膽固醇含量雖高，但所含的膽固醇以高密度優質膽固醇為多。同時蛋黃中的卵磷脂又能溶解壞的低密度膽固醇。雞蛋經孵化後生出小雞，證明了雞蛋內的膽固醇不但不會危害生命，反而是製造生命所需的物質。

同時因為人體可以自行以飽和脂肪酸為原料合成膽固醇，當飲食中攝取膽固醇量增加時體內的合成量就會降低。再者膽汁中的膽固醇進入小腸後，約有一半的量會被再吸收，而其餘的則會隨糞便排出體外。

Q 降低低密度壞膽固醇的方法

A 降低膽固醇的方法，除了取之於食物外，還要注意脂肪酸的攝取量。脂肪酸可以分為飽和脂肪酸及不飽和脂肪酸兩種。一般而言，動物的脂肪多為飽和性，植物油除了棕櫚油之外多為不飽和性的。飽和脂肪酸會促進膽固醇的合成，不飽和脂肪酸則正好相反，它能中和過多的膽固醇，因此，平時多用含不飽和脂肪酸多的油類，例如橄欖油、葵花油、茶油、葡萄籽油及花生油等，對降低體內膽固醇的含量有一定的效用，同時也有助於提升體內好膽固醇的含量。

糖類經轉化後，在體內可以生成飽和脂肪酸，因此要降低膽固醇也必須少食糖類等甜食。多吃高纖食物，亦能夠降低血液中壞膽固醇的濃度，並且可以減少壞膽固醇被氧化的機會。因此，盡可能每天攝取足夠的膳食纖維，多吃蔬菜和水果，少食紅肉、乳酪、奶油等，必可降低壞膽固醇帶來的心血管疾病的發生率。

Q 一天能吃多少蛋？

A 蛋的膽固醇含量雖高，但是因為所含有的高密度優質膽固醇比例較高，而其所含的飽和脂肪酸不高，所以，美國哈佛大學針對十二萬名醫護人員進行的研究結果，發現除非是糖尿病人，否則即使每天吃一顆蛋，也不會增加罹患心臟病的機率。國內外學者經由實驗研究指出，身體健康的人，每天食用一至兩個雞蛋，其血液中的膽固醇含量並不會因此而升高，在美國所做的另一項長達八年的實驗，發現每週只吃一至兩枚蛋的人與每週吃達二十四枚蛋的人其血液中膽固醇數值並無太大差異。

美國哈佛大學公共衛生學院曾經追蹤了十一萬多人吃蛋的情形，並將其結果發表在美國醫學會的期刊中。根據其研究統計的資料顯示，健康的人一天吃一顆蛋，並不會提高冠狀動脈心臟病或是中風的危險率，但患有糖尿病並引起併發症的病患除外。研究並顯示，蛋中所含的膽固醇對於血液中膽固醇含量的影響，沒有一般醫師或營養學者想像的大，這份分析是直接針對吃蛋對心臟病與中風影響的研究，且是十一萬七千九百三十三名男女的兩項大型研究資料，研究的結果發現健康的男性與女性無論是平均每天吃一顆雞蛋，或是平均每週只吃不到一顆雞蛋，其心臟病與中風的機率均無明顯差異。

醫生建議一般健康的人對膽固醇食取量一天不要超過四百毫克。如果每天吃兩個蛋，平均含膽固醇四百六十毫克，但是因為蛋中含有二千六百多毫克的卵磷脂，可以溶解膽固醇，而且蛋中的膽固醇並非百分之百被吸收，通常只能被吸收一半，尤其在食用大量膳食纖維及不飽和脂肪酸的油類後，膽固醇會經附著後排出體外，降低了它留在體內的含量。正在成長發育時期的青少年，或者是精力旺盛運動量大的勞動者，平均每天吃兩個蛋是可以的，因為勞動者的新陳代謝旺盛，卡路里熱量消耗大，膽固醇不易積存在體內。當然，如果以其他含有優質蛋白質的食物取代蛋類，也是一種飲食變換的選擇，不過平均每天吃一個蛋是可以放心的。

但是蛋黃含磷很多，洗腎的患者需要限制磷的攝取量，所以要配合醫師的指示限制蛋量。

常用食物中膽固醇的含量		
食物	份量（公克）	膽固醇（毫克）
腦	（100）	2000
腰花	一杯（140）	398
雞肝	一副（25）	187
蛋	一個（50）	252
蛋黃	一個（17）	252
蛋白	一個（33）	0
瘦牛肉	三兩（85）	77
瘦豬肉	三兩（85）	75
雞腿肉	一隻（52）	47
蝦肉	3.5兩（100）	150

肝腎功能衰竭者要慎食或禁食蛋類

雞蛋的營養完整，對身體健康好處多多，但並非所有的人都適合食用，也並非「雞蛋吃得愈多愈好」。患有肝功能衰竭的人，以及肝昏迷（hepatic coma）的病患，則需禁食雞蛋，因為平均每一百公克的蛋清中就可以產生0.74公克的氨，而每一百公克的蛋黃更能產生超過2.6公克的氨，這會使肝功能衰竭的患者加重病情，因為引起肝昏迷的主要原因就是「氨的代謝異常」所致。

所以患有肝功能衰竭、慢性腎功能衰竭、糖尿病所引起的腎功能不全以及尿毒症患者，需要與醫師和營養師配合，如果患者需要食用低鈣飲食、低磷飲食、低蛋白無肌酐飲食、鈣磷鈉固定飲食等特殊飲食時，則必須要確實遵守食療原則，未經醫師許可在飲食中不可擅自加蛋，如果飲食中蛋白質含量頗低時，雞蛋的量也得少食限量。

減重時的營養補充品

蛋的蛋白質品質優良，烹煮方便，可說是價廉物美的食物。一個雞蛋蛋黃約含5公克的脂肪，其中只有1.5

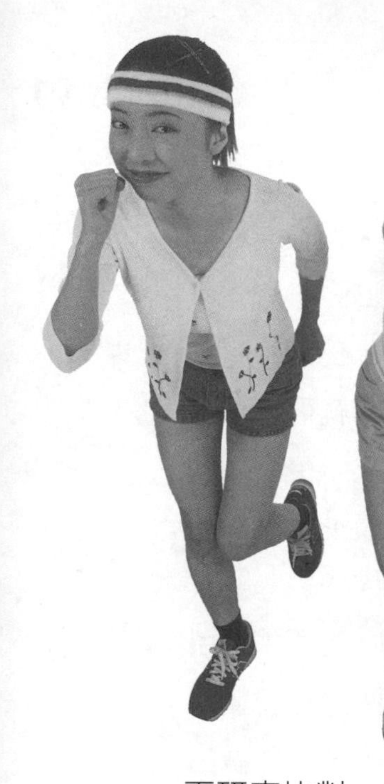

公克是飽和脂肪，其餘是不飽和脂肪。同時整枚蛋的熱量也不過在80至90卡左右。比起吃一客三兩重的半份牛排，其中含有高達11公克的飽和脂肪，熱量也高達300卡以上要好得多。

雖然蛋黃中含有多量的膽固醇，但是蛋黃中所含的卵磷脂能溶解膽固醇，經科學方法多方面研究比對，並未發現蛋黃中的膽固醇是引起人體血液膽固醇上升的原因。因為蛋所含的營養素豐富，而且容易消化吸收，在進行減重的人，更應該食用雞蛋來補充營養和蛋白質。

最適合做為食品填加物

在自然食品中，蛋類可以說是運用率最高的食物，不只因為它是一種極富營養價值的完全食品，可烹調成美味菜餚，同時因為它具有起泡、加熱凝膠、強力結合、抑制結晶、澄清和乳化等特殊性質，因此食品界經常利

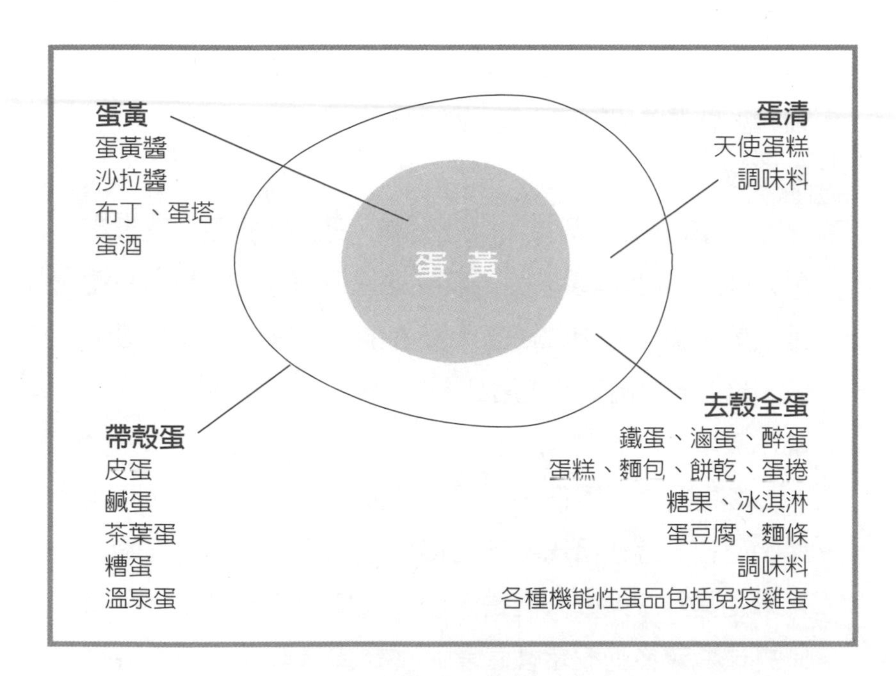

用雞蛋做為添加物製造出各種烘焙點心、蛋糕、麵包、餅乾、布丁、蛋豆腐、蛋飲料、蛋黃醬、沙拉醬、麵條、糖果等。

市售去殼蛋加工品的應用方式

除去蛋殼的蛋類加工品，多半以雞蛋為主。雞蛋經過清洗、去殼、分離蛋清和蛋黃、殺菌、充填冷卻或冷凍、濃縮或乾燥等過程後製出各式蛋類成品。在這類加工蛋品中經常添加糖、鹽或其他原料以製成不同形式的蛋類，做為食品業或水產業的原料。

■ 蛋液

蛋液是將蛋去殼後，經過分離、過濾、殺菌（或未殺菌）、冷卻等步驟製成的，較易運送及儲存，但是因為雞蛋去殼後會失去防禦細菌入侵的能力，因此在儲存蛋液時，最好先殺菌，然後冷藏。

■ 冷凍蛋

冷凍蛋是將蛋在攝氏零下20度至零下30度之間凍結，而後貯存在攝氏零下15度的低溫中。凍結後的蛋液可增加其貯存期間，但是蛋白經解凍後容易稀薄化，同時打成泡沫後的安定性較差，並且蛋黃解凍後也失去其流動性，而成半固體黏膠狀態，不易攪拌混合均勻，但是如果在解凍前添加3%～5%的食鹽或是10%以上的砂糖，則可改善不易混合的現象。

■ 加糖濃縮蛋

加糖濃縮蛋是在蛋液中加入適量的砂糖，同時在砂糖溶解後，再加以濃縮的蛋類加工品，其狀似煉乳，可以在室溫下長期儲存，是許多糕餅甜點的原料。

■ 酵素處理蛋

顧名思義酵素處理蛋是蛋液經過酵素處理後，使蛋白質分解，成為風味極佳的蛋液。它多半成為各類食品的調味品。

■ 蛋飲料

蛋飲料多半利用蛋白質分解酵素分解蛋的蛋白質，或是添加砂糖和各種有機酸和香料，並且使蛋液在不凝固的情況下加熱殺菌製成。在蛋飲料中最為著名的就是蛋酒（eggnog），它是美國和歐洲各國在聖誕節和新年裡最常喝的飲料。蛋酒是將蛋黃、砂糖、乳化油、香料混合後，經加熱殺菌，最後再加入威士忌或白蘭地等烈酒的飲料。

■ **蛋粉**

蛋粉是蛋液經過乾燥處理所製的蛋成品，其貯存性很高。蛋粉製造時首先要經過發酵法或酵素法除去蛋液中的醣分，否則蛋粉容易變成褐色。然後經過殺菌的過程，再以噴霧乾霧乾燥法製成蛋粉。蛋粉的適用範圍甚廣，主要是提供業者製作糕餅、麵包、嬰兒食品、冷凍點心、甜甜圈、蛋黃醬和沙拉醬等。此外，蛋粉亦可用來製作肉類的黏著劑，以及動物飼料和洗髮精、照相製版等非食品用途。

■ **人造蛋**

因為蛋黃中含有膽固醇，有些業者為了因應市場需求，通常會將蛋黃除去，再以玉米油、植物性膠類、乳化劑、黃色色素，以及補充有如蛋黃中維生素及礦物質等製成適當黏度的蛋黃，坊間稱之為人造蛋（artificial egg）或稱為仿造蛋（imitation egg）。在食品界以零膽固醇的蛋品為號召，在美國相當盛行。

■ 蛋黃醬

很多國家都生產蛋黃醬（mayonnaise），具有廣大的市場銷售量。世界各國對於蛋黃醬也有特定的標準規格，凡是稱為蛋黃醬者不得使用雞蛋以外的乳化安定物質，如果併用時，則不能稱之為蛋黃醬，而稱其為沙拉醬（salad dressing）或沙拉油脂（salad cream）。蛋黃醬是利用蛋黃中之卵磷脂（lecithin）的乳化功能以及其中之卵黃蛋白質（egg yolk protein）能同時產生親水性和親油性的特質，讓油和水混合，發揮乳化作用。蛋黃醬的主要原料包括有棉子油、玉米油、大豆油、橄欖油等植物油、蛋黃、食醋或檸檬酸、食鹽，另外也加有辛香料、糖、水等配料，製成不同口味的蛋黃醬。

蛋黃醬口感細潤，普遍用於涼拌菜、生菜沙拉以及塗抹麵包上。但是蛋黃醬含有65%～80%的油質和至少2.5%的醋酸或檸檬酸，因此它是一種高熱量食物，每一百公克的蛋黃醬可產生大約七百大卡的熱量，由於其中含有醋和鹽，具有防腐作用，較不易變質。

除了工業製造蛋黃醬外，也可在家庭自製蛋黃醬，其製作方法為：

蛋黃醬 DIY!

材料

新鮮蛋黃1枚、醋1大匙、沙拉油一杯（約150cc）、食鹽1/2小匙、砂糖1/2小匙、芥末醬1/4小匙、胡椒粉1/4小匙。

作法

1. 在大碗中打入蛋黃，加入鹽、糖、胡椒粉及芥末醬攪拌至均勻。
2. 加入醋數滴用起泡器、筷子或以果汁機低速攪拌，然後再加1小匙沙拉油攪拌均勻。
3. 如此重複加醋加油，至材料用完為止，此時就成為濃稠狀的蛋黃醬。

■ 小叮嚀！

醋或油放太多，均能造成水和油分離，所以分量上必須留意，如果覺得醬太硬則要加些醋，如果醬太軟則要再加些油來調拌。

雞蛋品質的規格

雞蛋的品質主要依據蛋的大小以及內部蛋白與蛋黃的堅實度而定。依據美國的蛋類規格為標準，可分為AA級、A級和B級三種。這三等級的蛋是以雞蛋氣室的大小來分級。氣室小於1/8吋時為AA級，氣室在1/8吋至3/16吋之間者為A等，若氣室深至3/16吋以上者則為B級。

台灣市場上分級蛋之標準				
級數	中文	代號	每粒重量	十粒／盒
1	特大蛋	LL	66-72公克	660公克以上
2	大蛋	L	60-66公克	600公克以上
3	中蛋	M	54-60公克	540公克以上
4	小蛋	S	48-54公克	480公克以上
5	特小蛋	SS	42-48公克	420公克以上

依農委會在民國83年10月18日會議決議，台灣的雞蛋依其重量大小共分為五級，每盒以10粒裝，特大號蛋為660公克以上、大蛋為600公克以上、中蛋為540公克以上、小蛋為480公克以上、特小蛋則為420公克以上。

蛋黃指數與蛋白指數

蛋黃指數與蛋白指數是蛋內容物品質的評定標準。蛋的內容物是指蛋黃與蛋白，以蛋黃指數和蛋白指數的值，可以測定蛋的好壞與新鮮度。其方法是將打開蛋殼的蛋自然平放在玻璃平板上，然後測量其高度與直徑的比值。

$$蛋黃指數 = \frac{蛋黃的高度}{蛋黃的直徑}$$

$$蛋白指數 = \frac{濃厚蛋白的高度}{濃厚蛋白的平均直徑}$$

蛋黃指數愈高則表示蛋的品質愈佳，其最大值為1。新鮮雞蛋的蛋白指數大約為0.14到0.17。

同時利用燈光照檢方法也可鑑定蛋的品質，照燈時因為蛋白堅實濃稠的包在蛋黃外，蛋黃的影子不易透出，因而愈不易見到蛋黃影子的蛋，其品質愈高。

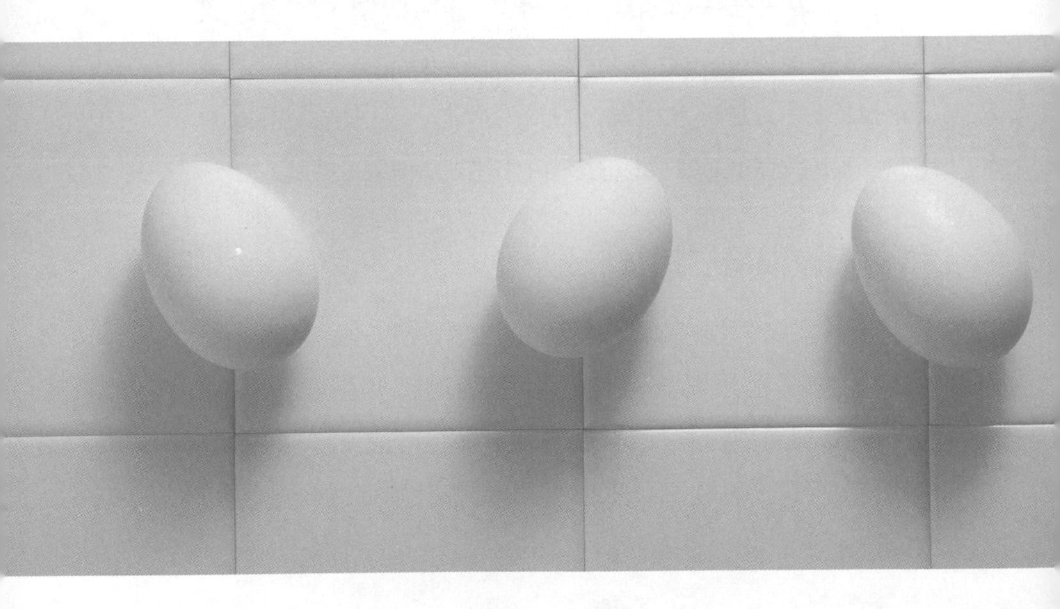

以光照法測試蛋的新鮮度

新鮮

氣室幾乎固定且深度在2厘米（mm）以內；蛋黃呈圓球型在蛋之中央，蛋黃看不見或僅略見其暗影。

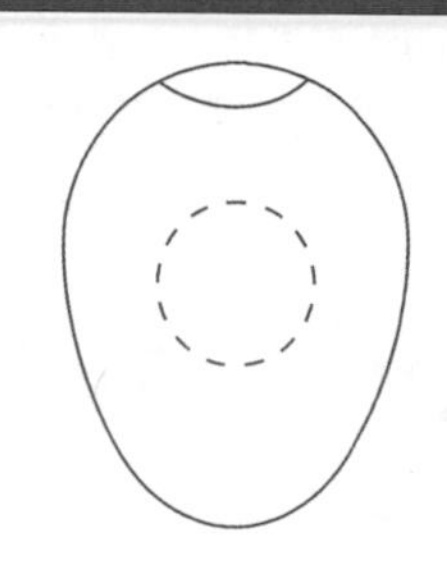

一般

氣室幾乎固定且深度在4厘米（mm）以內；蛋黃呈圓球型在蛋之中央，蛋黃僅略見暗影。

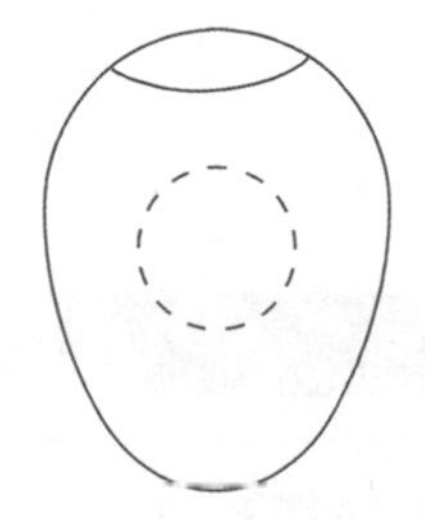

稍不新鮮

氣室稍能移動深度在8厘米（mm）以內；蛋黃稍扁平，稍偏離中央位置，可略見蛋黃。

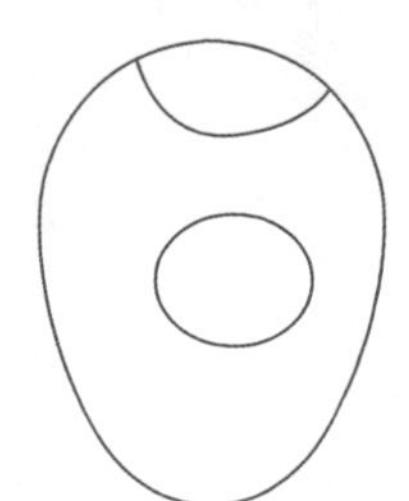

不新鮮

氣室能夠移大幅移動，並且氣室深度超過8厘米（mm）；蛋黃扁平，偏離中央，可略見蛋黃。

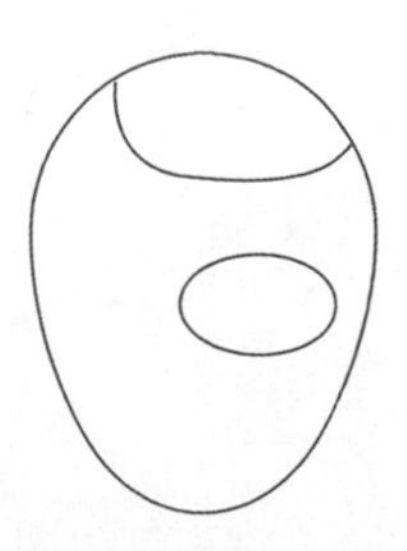

去殼蛋新鮮度之比較

蛋的新鮮度以蛋黃的厚實度為標準

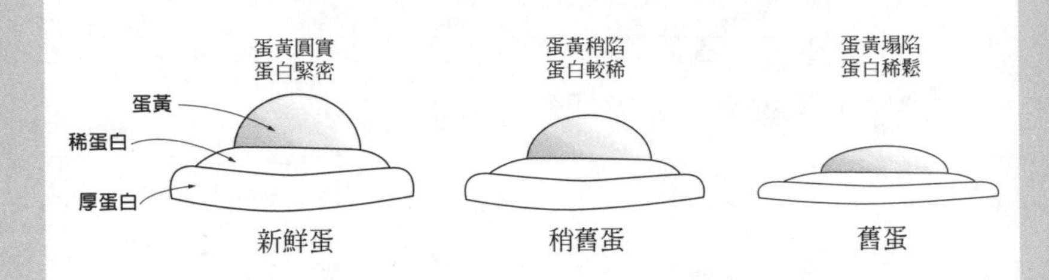

以比重法測試蛋的新鮮度

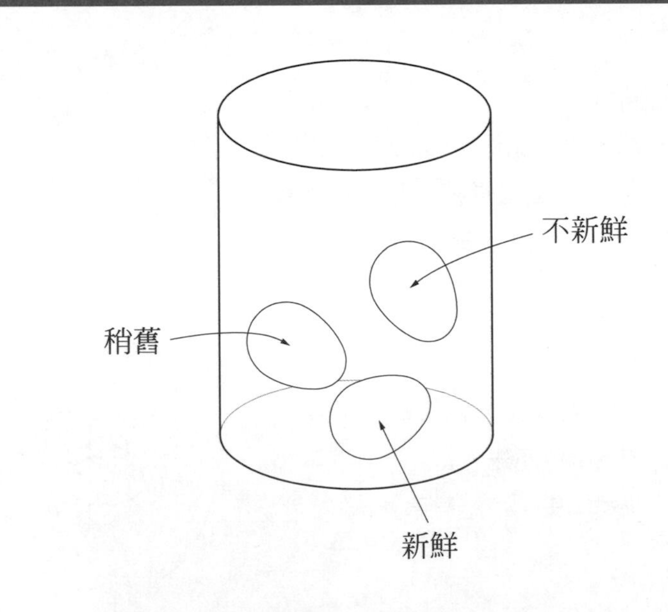

如何判斷蛋的新鮮度

判斷蛋的新鮮度最傳統的方法就是觸摸蛋殼，蛋殼表面粗糙而不起光澤的多半是新鮮蛋，但是洗選蛋就無法憑蛋殼的觸感來評估了，注意洗選蛋的包裝日期可能是比較容易判斷蛋之新鮮度的方法。如果用比重法，則比較科學，將60公克的食鹽溶於1公升的水中，將蛋置於水溶液中，觀察蛋在水中呈現的位子，愈沉底的蛋則愈新鮮。CNS規定，一般新鮮蛋比重約為1.08至1.09，蛋越陳舊，比重越輕，比重低於1.02則為壞蛋。或者可以對著燈光透視，以及用手微握成拳狀，握住雞蛋對著太陽光照，新鮮的蛋，整個蛋是微紅色，而且不見蛋黃或只略見其暗影。當然，把蛋打開來看最確實，新鮮的蛋黃完整勻稱有鼓起的感覺，蛋白黏稠且貼於蛋黃，不會流散則為新鮮蛋，如果蛋黃扁平塌陷，蛋白稀鬆則為放久的陳蛋。

蛋清呈白濁狀是新鮮蛋

一般打開蛋後，蛋清多呈透明清晰膠黏狀，但是偶爾也有呈現白色混濁狀的不透明體，這是因為蛋類非常新鮮而產生的，白色混濁的蛋清是因為有二氧化碳溶於蛋白中所造成的。剛生下的蛋，會有相當多量的二氧化碳溶入蛋清中而引起白濁狀，隨著存放的時間，二氧化碳會逐漸釋放出來，蛋清就會呈現透明狀。含有二氧化碳的新鮮蛋其口感沒有不含二氧化碳的好，所以最好還是等到蛋生下三至四天後再食用。此外，蛋清中充滿二氧化碳時，煮熟的蛋也不易剝殼。

蛋的重量和大小常受環境影響而改變

雞蛋的分類最常見的是以蛋的重量和大小為主，在一般正常情況下每枚雞蛋的重量約在四十至七十公克之間，而最為消費者喜愛的雞蛋重量平均多介於五十至六十公克左右。雞蛋的大小，除了直接受到蛋雞雞種的遺傳因素外，還經常因為蛋雞所吃的飼料、飼養環境、蛋雞生長狀態等因素而有所差異。

目前雞農所飼養的蛋雞以白色單冠來亨雞（Leghorn）為主要白色殼蛋的雞種，不過經過育種雜交的結果，已能產生較大型的雞蛋。而紅殼蛋也是以洛島紅雜交後的雞種所產的蛋較大。一般土雞蛋則蛋粒較小，通常大型雞種所產的蛋也自然較大些。依據研究報告顯示，飼料受到污染或是添加藥物的結果會嚴重影響到蛋型的大小，例如雞隻吃到遭受二溴乙烯（Ethylene Dibromide）污染的穀物或是餵飼抗菌藥物等後，其蛋型明顯變小，同時即使停止污染源後，也需要持續很長的一段時間，蛋型才會恢復正常。此外，飼養蛋雞之雞舍內的溫度，如果高於30℃時，蛋雞所生的蛋也會變小，因為雞舍溫度

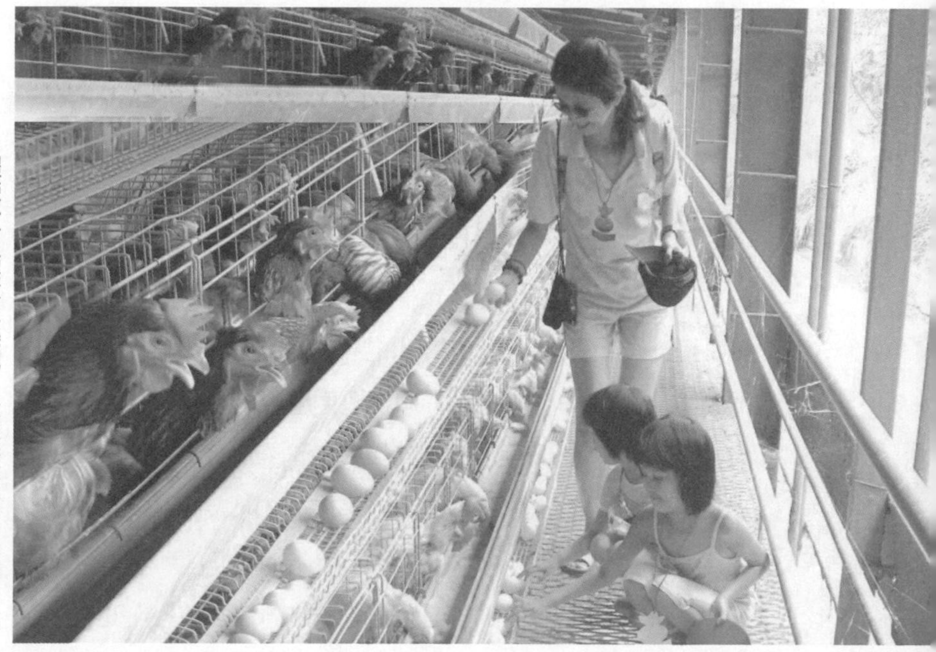

▶體驗一下撿蛋之樂吧！（金雞蛋休閒農場提供）

超過30℃時，會影響到雞隻的食慾，因此無法攝取到足夠的養分而導致雞蛋縮小。這也是冬季生產的蛋要比夏季生產的大的原因之一。還有雞齡也會影響到蛋的大小，剛產卵的母雞所生的蛋較小，隨著雞齡越大，蛋型也越大，但是過了適齡期的蛋雞，其產蛋量則會逐漸減少。

有許多禽類疾病，諸如新城雞瘟和傳染性支氣管炎等疾病，都會侵害雞隻的生殖道，而嚴重影響到雞蛋的品質以及蛋形的大小。如果要得到品質完美較重較大的雞蛋，必須要徹底注重雞舍的環境以及提供完整均衡的飼料，蛋雞必須攝取足夠的蛋白質、碳水化合物、必需脂肪酸、脂肪、礦物質及微量元素等營養素。

禽蛋久存時容易變質

禽鳥類的體溫比人類高，蛋在母雞體內的溫度約為40.5℃。當蛋生出母雞體外後，蛋溫由40℃降至室溫，因而造成蛋液收縮，使得蛋殼膜和蛋的鈍端大頭部分分離形成氣室。蛋殼的最外層為角皮層，蛋殼內層則為海綿狀層，海綿狀層約有7,000～17,000個氣孔，當蛋降溫時，蛋殼角皮層收縮，使得氣孔曝露在空氣中，逐漸釋出蛋內的二氧化碳（CO_2）和水分（H_2O）。蛋白的pH值由pH7.6升高到pH8.5～9.7，因而造成蛋白中的卵黏蛋白纖維解離，蛋白逐漸淡化而稀薄，同時，因為蛋黃吸收了來自蛋白的水分而加重，因而沉向蛋殼邊緣，此時的蛋黃也失去了原有的彈性，破殼後就會呈扁平狀。

「洗選蛋」是清潔污染少的蛋

「洗選蛋」有別於一般傳統的鮮蛋，它是在蛋離開禽體後，將聚集的鮮蛋先以溫水潤濕，接著以照光方式檢選剔除破蛋、裂殼蛋以及畸形蛋，然後再以食品級的清潔劑溶於溫水中刷洗清潔。洗淨後的蛋經過風乾和再度篩選後，再透過電腦依蛋的重量和大小分級後加以包裝。同時在包裝的蛋盒上標示蛋的規格或特殊的機能性，使消費者更能瞭解蛋的品質，吃得更安心。

蛋從洗選的過程一直到包裝，整個販售的過程，溫度均維持在25℃左右，所以蛋的保鮮合乎標準。一般「洗選蛋」的供應商，為了在市場上得到良好的信譽，在抗生素殘餘量、荷爾蒙和磺胺劑等都有嚴格的控管，所以「洗選蛋」的市場佔有率會逐漸擴大。

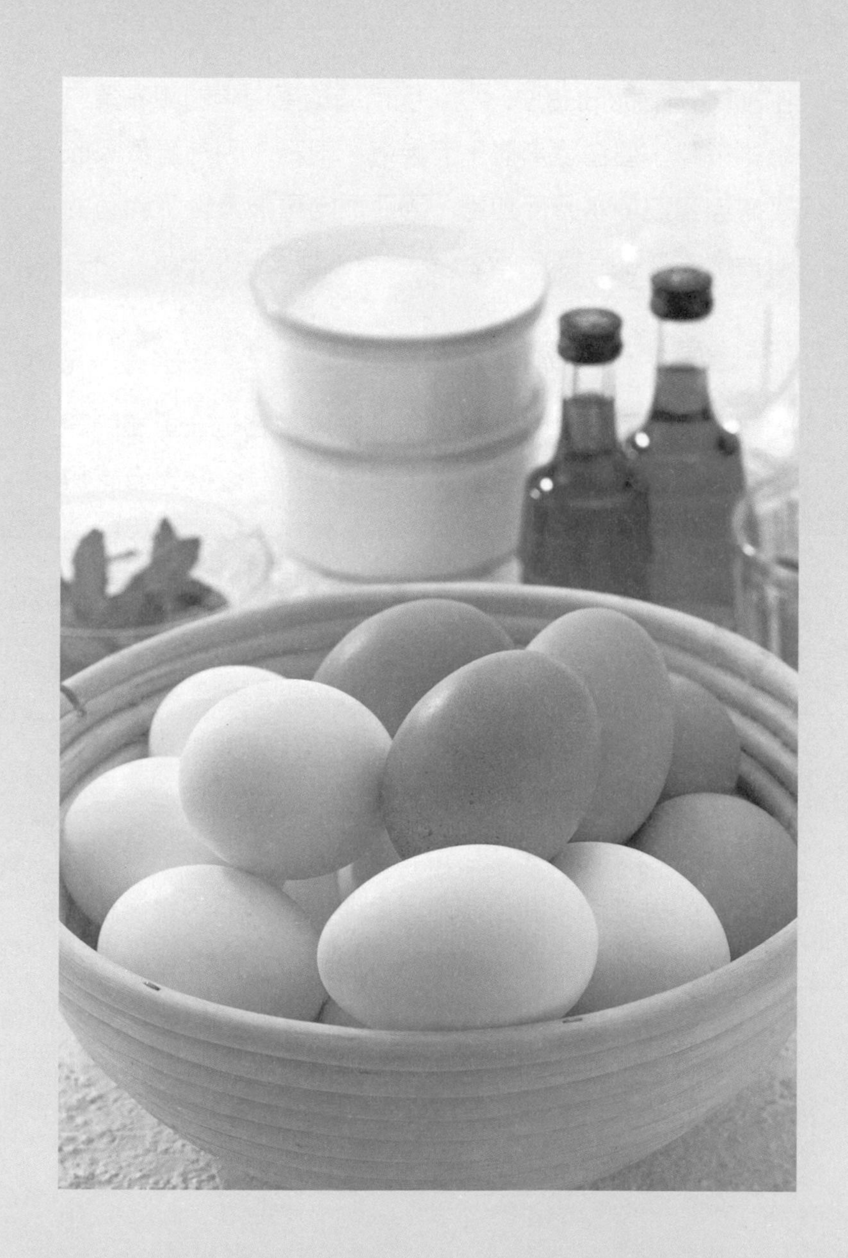

美味營養加工蛋

市面上有各種加工蛋品，茲將經常食用的加工蛋類例舉解說如下。

皮蛋

■ 皮蛋的源由

皮蛋是中國特有的加工蛋品。淵源起於明朝和清朝之間，最早來自於長江流域一帶，最早期是使用生石灰、木草灰、紅茶、氫氧化鈉、鹽等物料醃漬鴨蛋，以便於長期貯存，因為口味奇特，廣受大眾喜愛，逐漸傳播開來，成為中國持有的風味蛋品。

皮蛋（preserved egg）一般外國人士稱它為千年蛋（thousand years egg），國人又稱它為彩蛋、松花蛋、泥蛋。皮蛋是因為蛋類經過鹼的浸泡後，蛋白質凝固，其中含有硫胺基酸成分被分解產生硫化氫及氨，再加上浸液中各種配料的氣味，產生了特殊的味道。也因為蛋白質在強鹼的作用下，蛋白部分便呈現出紅褐色或黑褐色並稍具彈性，蛋黃則呈現黑綠色或橙紅色。有時某些蛋黃呈現黃色，這是因為蛋不夠新鮮或是蛋殼有裂痕，使皮蛋暴露在空氣中，這種皮蛋，最好不要食用。

至於蛋白部分所含的氨基酸中的蘇氨酸（threonine）和酪氨酸（tyrosine）在水分少溫度低的情況下，會產生白色針狀結晶，呈現出美麗的松針狀，或是呈現珊瑚、雪花狀，因而成了有名的松花皮蛋。在皮蛋製作過程中，如果添上磷酸鐵，也會產生白色針狀結晶，因此其中含鐵量會較高些。

在浸製皮蛋時，蛋黃受到鹼的作用，黏度增高，但是依然保持1/4至1/2的糊狀，並沒有完全凝固，這時就稱為溏心皮蛋，如果鹼性太強，或是浸漬時間太久，則蛋黃將完全凝固而成為硬心皮蛋。

■ 皮蛋的營養價值

一般而言皮蛋的營養成分與一般蛋類相近似，但是在其醃製過程中受到強鹼的作用，使蛋白質和脂質分解，變得較易消化和吸收，同時膽固醇含量也降低了些，如果又使用了磷酸鐵和氧化亞鐵，則含鐵元素量也會稍增。不過在鹼性反應中會使蛋白質中的離氨酸、精氨酸、半胱氨酸、絲氨酸、色氨酸等氨基酸含量降低，同時維生素B群也會受到破壞，相較之下，皮蛋與鮮蛋的營養價值則稍有不同。

皮蛋是鹼性食物，比起未加工的鮮蛋被列為酸性食物，在平衡人體體液的酸鹼度上，以食用皮蛋為佳。在中國醫學上將皮蛋列為清熱解鬱、開胃健脾、清血健骨的滋養補品。

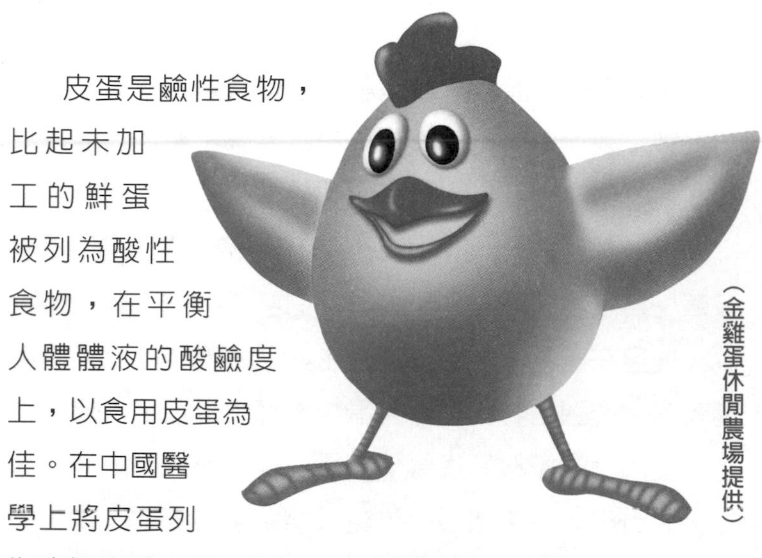
（金雞蛋休閒農場提供）

■ **皮蛋的選擇方法**

我國以古法製作的皮蛋配方中並不含鉛，但是因為含鉛的化合物可以幫助蛋白凝固，許多不肖業者紛紛加入氧化鉛，才造成鉛過量。目前衛生署規定，皮蛋含鉛量不得超過2ppm，含銅量不得超過8ppm，而農業單位也輔導業者生產優質皮蛋，使含鉛量不超過0.3ppm，含銅量不超過5ppm，所以選擇合格的優良廠商，就是品質的保障。

因此大家在選擇鴨皮蛋或雞皮蛋時，最好先確認商品上有沒有農業單位認可的優質皮蛋認證標示。此外，含鉛、銅量高的皮蛋，蛋殼表面的斑點往往較多較大，剝殼後，蛋白部分顏色則較偏黑綠且帶有黑點。因此選購皮蛋時，要注意有認證標示、包裝完整，製造日期在保存期限內者。

目前許多業者相繼推出有機皮蛋，使皮蛋的品質更有保障。所謂的有機皮蛋，其雞鴨的飼養方法多選擇圈牧式，並且在飼料中添加多種維生素、礦物質、β－胡蘿蔔素等，透過生物機能轉至蛋中。有機皮蛋在浸漬過程中，使用有機原料替代傳統的鉛、銅等無機鹽類，浸漬四十至五十天後，取出後再置於常溫中經過四十多天的成熟期，因此製成的皮蛋潔白無黑點，是消費者的另一種選擇。

鹹蛋

鹹蛋（salted egg）又稱為醃蛋，是我國最普遍的家庭式傳統蛋類加工品。鹹蛋的製造方法很簡單，多憑個人經驗製成，但是在蛋的選擇上也很重要。

製作鹹蛋多以鴨蛋為主，傳統的塗敷法即是將食鹽、木灰、茶葉、紅土稍加上些米酒製成泥狀，塗敷在洗淨的蛋殼上約二至三公分厚，然後滾上稻殼入缸密封約一個月左右，就成為可口的鹹蛋。

現在許多業者已經不再用紅土塗敷法，而是直接將蛋浸漬在鹽水中，非常省時省事。浸漬時最好先把蛋洗淨風乾後再入缸。食鹽的濃度比率大約是18～20%，鹽以溫開水化開，可加入2～3%的酒和少許花椒；密封二十至三十天即可。

浸漬時若蛋浮了起來，就需要加蓋押沉，否則鹹度會分布不均勻。浸漬的滷水，鹽的濃度是成功的最大秘訣。鹽的濃度愈高，食鹽水入蛋的速度愈快，浸漬的時間也會愈短。可是因蛋白的入鹽度比蛋黃快許多，如果蛋白過鹹，水分會逐漸散失，而使得蛋黃外層溶解，造成蛋黃和蛋白相接處呈現淡灰色。相反地，倘若鹽的濃度過低，就必須加長浸漬時間，時間一長，蛋就容易腐敗，蛋黃顏色會很淡而且無出油現象。

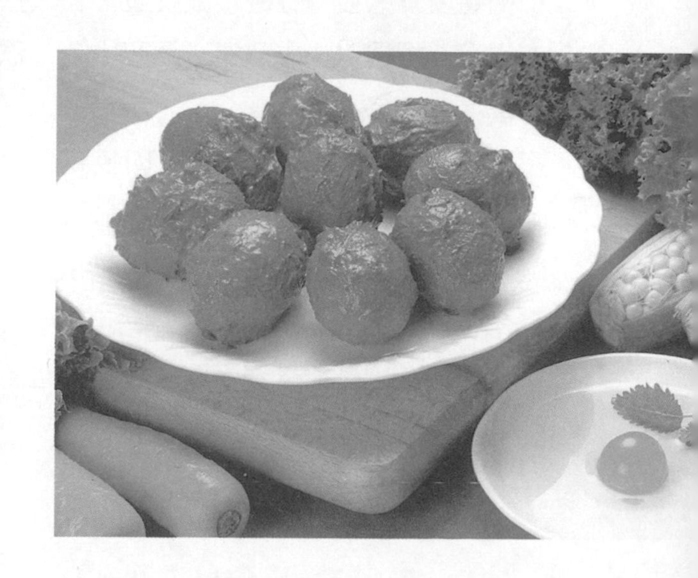

鹹蛋的營養價值大約與鮮蛋相同，但因是鹽製品，因此患有高血壓、心臟病、腎臟病者要少食或禁食。

茶葉蛋

茶葉蛋（tea flavored egg）也是國人經常吃的蛋品，全省各大便利商店幾乎都可買到。它的營養價值與雞蛋相同，因為多半都以雞蛋製作，而且還多加了些可口的茶葉香味。茶葉蛋經常用來當作餐與餐之間的點心或附食，是最好的蛋白質食物，熱量不高，又能提供飽足感，是有體重控制需求者不錯的選擇。

由於茶葉蛋適合全家食用，如果家中人口多的話，不妨自製茶葉蛋，以自己的口味，不加味精，不多加鹽，成為真正的美味健康食物。傳統製作茶葉蛋的方法，只需將蛋煮熟後，輕輕敲破蛋殼，加入鹽、茶葉、調味料混合，慢慢以小火熬煮三至五小時，然後再浸泡入味即成。

自製簡易茶葉蛋，可以10枚雞蛋為食譜，調味料為三包紅茶包、鹽一湯匙、八角六粒，並可加入少許桂皮、花椒、陳皮調味，水量大約800cc，或以蓋過蛋為準。一開始煮蛋不宜用大火，否則蛋殼很容易破掉，造成蛋白流出影響外觀。敲裂蛋痕時也不宜太用力，以免蛋殼脫落。

鐵蛋

鐵蛋，顧名思義其質地有如鋼鐵般地堅硬。鐵蛋不但是台灣特產，而且還源自淡水。幾十年前，淡水賣滷蛋的店家因為蛋滷得太多，一時賣不完卻又捨不得丟，所以一滷再滷，結果滷蛋變得又黑又小，而且堅硬無比，就像鐵一樣。如此一來反而吸引了好奇的顧客買來試吃，結果大家愛上了這種香濃有味、咬勁十足的蛋，於是口耳相傳，成為淡水名產。

現在的鐵蛋已成為商業化的泛量產品，而且以機械真空包裝，保存期限可長達三個月，是許多小朋友外出郊遊的好食物。製作鐵蛋很費時，必須用含有醬油和五香配方的滷料，經過至少三小時的滷程後再撈起來吹乾，這種滷製過程需經反覆多次，才能使蛋變成又黑又小又韌，非常耐嚼的鐵蛋。

鐵蛋的蛋白質經過多次高溫加工，質地變得堅硬，難以消化，所以吃時一定要細細的咀嚼品嚐其特有的風味。

醉蛋

醉蛋也是國人獨特的製蛋方式，又稱為「酒蛋」。其製作方式簡單，成品蛋黃滑嫩爽口，蛋白香Q細緻且帶淡淡的酒香，是一種既營養又價廉物美的食物。市面上已經有真空包裝，不添加防腐劑且酒味多元化的量製品。醉蛋製作時一定要嚴選新鮮洗選蛋，因為蛋黃尚呈半流體狀態，因此量產時，一定要經過特殊殺菌處理，才吃得安全。醉蛋的蛋清已經全熟，所以其中所含的鹼性蛋白質也就是抗生素蛋白質的抗生素蛋白已遭破壞，因此不會與生物素結合，而影響人體對生物素的吸收。

一般家庭自製醉蛋，方法也很簡單，其製作方法如下：

醉蛋 DIY!

材料

新鮮的洗選蛋10枚、紹興酒1瓶(註)、高湯2碗、鹽少許。

作法

1 以冷水煮蛋至水開後再以小火煮三至五分鐘，然後以冷開水浸泡後剝殼。剝好的蛋不可破裂，同時蛋黃要呈半熟的溏糊狀。

2 大碗內加入紹興酒、高湯、鹽混合後加入剝好的白煮蛋加蓋存放在冰箱中。浸製二至三天後即可食用。

註：浸製醉蛋的酒，可隨個人喜好而定。紹興酒廠所製作的醉蛋是以紹興酒、糖、鹽調味料加工而成的。

溫泉蛋

溫泉蛋的製作主要是利用蛋白與蛋黃對熱的凝固性差異而製成的。蛋白經加熱至56℃左右，其黏度就逐漸上升；在58℃時則呈現白色混濁狀態；到62℃時則呈現果凍化；而在80℃時蛋白就完全凝固。而蛋黃則需在64℃左右其黏度才開始增加，至70℃時則開始凝固。所謂「溫泉蛋」就是指蛋白呈果凍化而蛋黃呈凝固狀的煮蛋。因此只需將鮮蛋在70℃加熱二十至三十分鐘，即可得到蛋白柔軟而蛋黃固化的溫泉蛋。

平日在家中，可利用保溫杯等容器，倒入70～75℃的熱水，再將鮮蛋置入三十分鐘左右，就可得到可口的溫泉蛋了。

蛋中的血點與灰白色的繫帶吃時都不必去除

蛋中偶然會出現褐色斑點俗稱血點，它並不是受精卵，而是因為雞在排卵時濾泡膜破裂，因而造成部分的微血管裂開滲出少許血液附著在蛋黃上所造成的，一般新產蛋的母雞比較容易產下血斑蛋，當然，有時家禽生病時也會因輸卵管壁的微血管破裂而造成血點。含有血點的血斑蛋，在食用上是沒有防礙健康之慮的，只是在外觀上不好看而已，吃時不必刻意剔除。一般血點的直徑多半小於0.96公釐（mm），帶殼時不易被查覺，而大於0.96公釐（mm）以上的大血點可以由洗選過程中用照蛋的方法篩選出來。

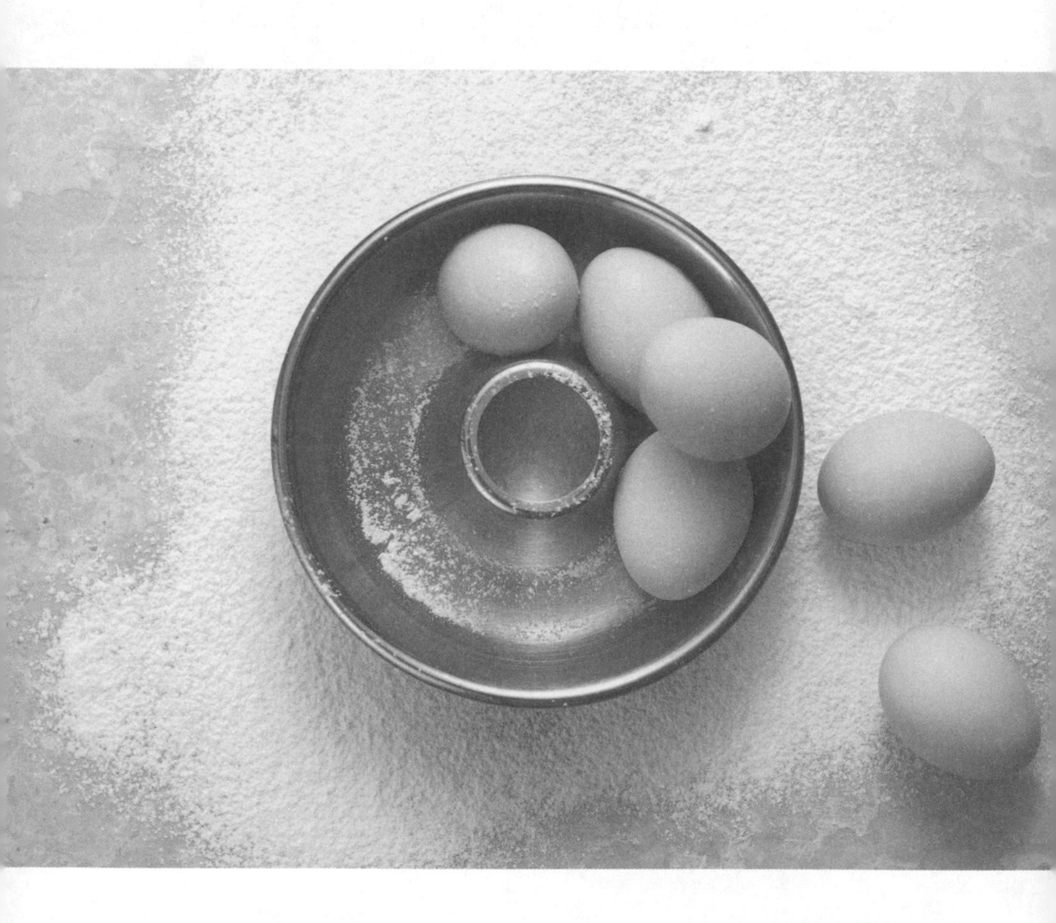

禽蛋的蛋黃是位於內稀蛋白的中央，其間互相連接的部位就是一條灰白色半透明的繫帶。當蛋被打破後，有時繫帶會捲曲聚在一起，形成一條灰白色的絲狀物，有些學者認為繫帶具有抗氧化的功能。如果蛋不夠新鮮，則蛋白會變得稀鬆，繫帶也會失去彈性而變得不很明顯，因此蛋黃較不能穩固，容易破裂成為散蛋黃。蛋中的繫帶是很好的蛋白質，它的存在是新鮮蛋的特徵，並不是異物，也和蛋的受精與否沒有關係，食用製作時最好保留。

水煮蛋的蛋黃加熱後會變色

大家都可能吃過蛋黃變色的煮蛋，那是因為蛋黃遇熱後產生硫化鐵的原因，因為蛋白中含硫氨基酸生成硫化物，與蛋黃的鐵反應生成硫化亞鐵所致。尤其是在蛋黃加熱至70℃時，會產生少許的硫化鐵，使蛋黃的外圍產生約一毫米寬的黑綠色，但是如果再繼續加熱，則這種顏色就會變淺些。新鮮蛋的蛋黃顏色變化比較不明顯，如果蛋不夠新鮮，水煮蛋的蛋黃容易變成深暗色。如果希望煮蛋的蛋黃顏色不變，則需要在蛋煮好之後快速冷卻，就能保持蛋黃的原色了。

保持蛋新鮮的方法

保持蛋的新鮮最好放入冰箱，並且維持冰箱的溫度在5～10℃之間，存放蛋時，要把蛋的氣室端（鈍端）朝上，這和一般經過包裝的盒蛋裝法剛好相反，這是因為蛋的鈍端在下方比較穩固，較好裝運上架。如果買回的蛋已經是「洗選蛋」時，就不必重新洗，直接放入冰箱，大約可保存一個月之久。若是在夏季，冰箱中的食物存放得過多，或是冰箱的門經常打開時，保存期限就得縮短至一到兩星期。冬季天冷時，洗選蛋可以在較低的室溫下保持兩至三星期。

如果是未經清洗的蛋，則不可直接放入冰箱，必須清洗拭乾後才能存放，否則附著在蛋殼上的細菌，會在冰箱中滋長。蛋最好不要存放過久，否則蛋白的黏稠度下降，蛋黃顏色變深暗，就不夠新鮮可口了。

至於帶殼煮熟的蛋，在10℃以下低溫保存也可以保存兩星期，在冰箱中以4℃保存，則保存期可更長些，但是要在蛋殼完整無裂痕的情況下才行。如果是剝殼的白煮蛋則最多只能在冰箱保存四至五天。但是蛋經打開後如果沒有加熱煮熟，即使放入冰箱中，也最好當日食用，不可存放過久。

此外，絕不能把生蛋放在攝氏零度以下冷凍，因為凍過的蛋的蛋白質就變性了，尤其是蛋黃的性質改變後是不可逆的，在烹飪上及功能上就有很大的困難及差異。

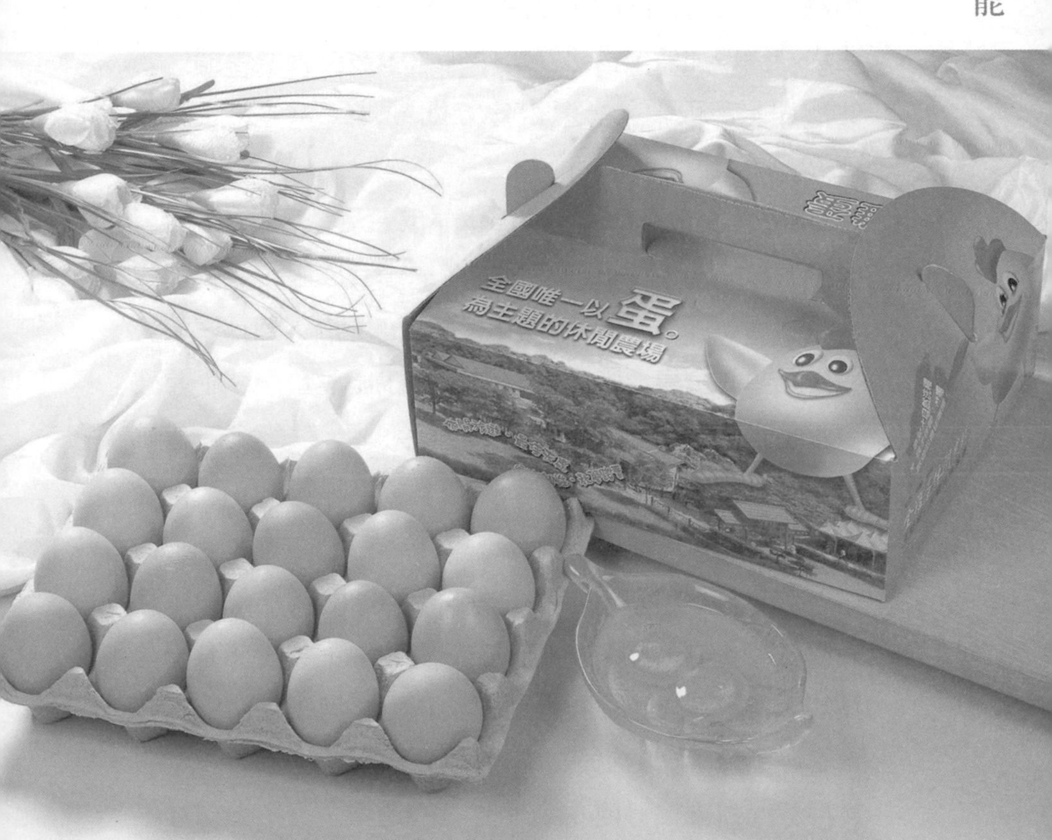

▲養生雞蛋（金雞蛋休閒農場提供）

預防煮蛋時蛋殼破裂的方法

煮蛋時常會發生蛋殼炸裂，蛋白流出的情形。避免蛋殼破裂的重要因素，在於蛋的溫度和水的溫度。剛從冰箱中拿出的蛋，馬上投入熱水中往往蛋殼會裂開，所以從冰箱中剛拿出的蛋，要放在多量的冷水中以中火慢慢加熱。或是將蛋靜置於室溫中一段時間，之後再投入常溫水中慢慢加熱，也可在水中加入少許的食鹽或醋，如此即使蛋殼破裂，蛋清也會立即凝固，而不致流入水中。

帶殼蛋可放在電鍋中稍加水煮成熟蛋，蛋殼多半也會保持完整。此外，蛋加熱時蛋內氣體會膨脹，導致蛋殼破裂，若是在煮蛋之前先用針在蛋的鈍端（有氣室端）鑽幾個小孔，煮蛋時氣體會由小孔排出，蛋殼就不會破裂了，但是所鑽的小孔不能太大，否則蛋液就會流出。

做出漂亮去殼水煮蛋的方法

英式早餐中有一種特殊的水煮蛋，是將蛋去殼後，直接倒在熱水中而製成的「整粒水煮荷包蛋」。要想做出漂亮的水煮荷包蛋，需要特別的小技巧：首先在小鍋內裝入七至八公分深的水，水燒熱後，再加入約水量一成的食用醋，然後緩緩倒入除去蛋殼的雞蛋，這樣蛋白才不會鬆散。等到蛋白開始凝固，蛋黃還呈半固體狀態時便將煮蛋撈出，就成為一道完美的水煮荷包蛋了。

台灣地區雞蛋的營運實況

台灣雞蛋的產地大多集中在中南部各縣市，其中以彰化、屏東和高雄三縣為最多。台灣地區雞蛋的年總生產量超過了73億枚，顯示出台灣民眾對雞蛋的需求量很大。

台灣地區生產的雞蛋約有99.6%流入銷售市場，銷售對象以販運商、批發商、零售商及超級市場等為主。其中又以批發商佔總銷售量的45.9%為首。為了減少運銷成本，蛋農直接將雞蛋賣給消費地之批發商是目前台灣運銷的主要型態。此外，售予販運商的比率居次，佔總運銷量的42.9%，而直銷至超級市場則亦佔有6.6%的銷售量。

全台灣一年雞蛋的消費量約有82.1%購自傳統零售商及超級市場，其中超級市場的銷售量有逐漸增加的趨勢，主要因為其所販賣的雞蛋均已建立品牌，並且經過洗選，因而提高消費者的購買意願。依據農業年報資料顯示，台灣國人對雞蛋的消費量呈現增加的趨勢。

褐殼蛋與白殼蛋，何者為佳？

各種顏色蛋殼的蛋營養都很好，營養價值都很接近。顏色的差異只是在產蛋的雞種不同而已，不同的品種來自不同的產地。

一般而言，台灣的白殼雞蛋有98%屬於來亨雞種，來亨雞原產地是義大利，體型較小，食量也較少，但是產蛋率很高。產褐色蛋殼的雞大多是與洛島紅雞交出來的品種，雞隻體型較大，食量也較大，因此蛋的成本相對提高了些。

褐、白殼的雞蛋主要營養成分差距並不大，所以選擇雞蛋時不必過分強調蛋殼的顏色，不過褐殼蛋比白殼蛋的蛋殼稍厚些，在運輸上破損率較低。

有些人認為褐殼雞蛋的蛋黃顏色較深、較有營養，其實蛋黃顏色的深淺和飼料有關，吃了色素深的飼料，蛋黃顏色就會加深。為了迎合消費者的需要，養雞業者會在飼料中添加更多種的天然色素，例如紅辣椒、黃色玉米、金盞花草、胡蘿蔔素等，或是加入海藻類或微量元素，讓雞群產下具有特殊機能的蛋，使蛋的營養價值提高。

褐殼蛋有時會在蛋白或蛋黃內出現血點，其發生率比白殼蛋高出十幾倍，帶有血點的蛋俗稱為「血斑蛋」或「肉斑蛋」，這情形其實是蛋的自然現象之一，不會影響蛋的價值，並且對人體也沒有害處。

蛋市場的新寵——綠殼雞蛋

往昔的蛋市場中，只有鴨蛋是綠殼蛋，但是最近在市場上已有限量的特種綠殼雞蛋出售，而且還供不應求。

其實能下綠殼蛋的雞是烏骨雞的一種，其最顯著的特性就是「五黑一綠」。此種烏骨雞為黑毛、黑皮、黑肉、黑骨、黑內臟以及綠蛋殼。一般中醫對烏骨雞都特別鍾愛，因為它不但肉質鮮美而且具有藥用價值。烏骨雞所含的黑色素據說可以降血壓和降血脂，但是此說還有待更多科學的見證。因為烏骨雞的種群量較少，雞農視為珍品，因此餵食的飼料更為營養周全，所以綠殼蛋價位也相當高。

此外實驗分析也證明，綠殼雞蛋中卵磷脂的含量是一般雞蛋的五倍，因此它的價值是受到相當肯定的。

痛風患者優良的蛋白質來源

痛風的主要原因是由於體內尿酸過多，或是尿酸排泄受阻導致過多的尿酸鹽沉積在血液和組織中，其中多以

食物中普林含量分類表（每100公克）

第一組（0-15毫克）	第二組（15-150毫克）
蔬菜	（A）15-75毫克
水果	一般海產魚類
牛奶	龍蝦
蛋類	蟹
米飯、麵條、通心粉、太白粉、藕粉等	牡蠣
（全穀類除外）	雞肉
油脂及核果類	火腿
蜂蜜	牛肚
糖及甜點	綠豆、蠶豆、紅豆、豌豆
果凍	麥片
飲料	菠菜
乳酪	花菜
魚卵	

沉積在關節處最為常見。過多的尿酸鹽會引起沉積處腫痛，患者多半難以忍受痛楚。

尿酸主要由普林分解而來。普林的來源可以分為兩種，一種是來自於食物，另一種則是由體內自行合成，如果蛋白質攝取過量時，由體內自行合成的普林量也會增加。因此，患有痛風的人除了靠藥物來幫助尿酸的排泄之外，低普林飲食也有輔助之效，在不影響到正常營

	第三組（150-1000毫克）
（B）75-100毫克	濃肉湯
豬、牛、羊之瘦肉、火雞肉、鴨肉、鴿肉、松雞肉	腦
牛舌	腎臟
鯉魚、梭魚、鱈魚、鱸魚、大比目魚、甲魚	肝臟
扁豆	沙丁魚、小魚乾、青魚、片口魚等
豆製品——如豆漿、豆花、豆腐、味噌等。	胰臟
	蘆筍
	蘑菇
	含酵母類食物如：養樂多、酸酵乳、健素糖等。

養的攝取下，應該盡量減少食物中普林的攝取量。

一般正常飲食每天大約食入六百至一千毫克的普林，但是急性痛風患者應選用含低普林的第　組食物，並且不宜食用過多的蛋白質，因此，蛋白質的來源，最好以牛奶、蛋類或乳酪來供給。如果不是急性發病期，最好盡量避免第三組高普林食物，同時可以酌量選擇第二組食物，肉類限制在每餐不超過二兩為原則，並且以牛奶、雞蛋取代部分蛋白質的來源，因為雞蛋的蛋白質淨利用率是所有食物中最高的。痛風患者對列於第二組的蔬菜和豆類也應該盡量減少食用。

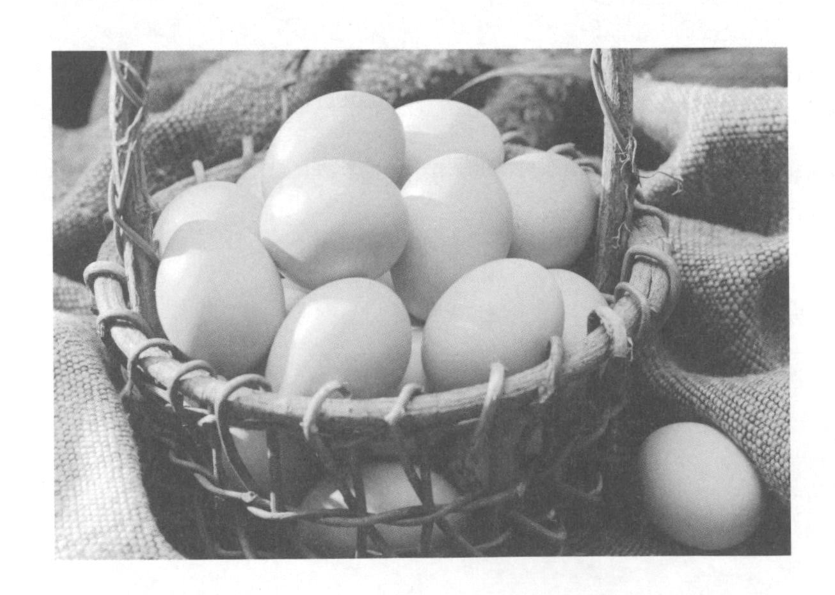

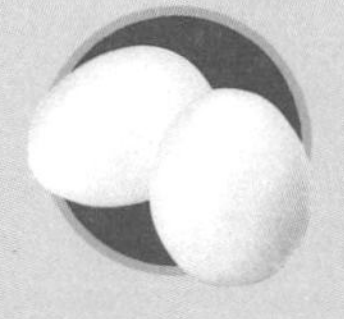

PART 02

蛋與中國傳統醫學及保健食譜

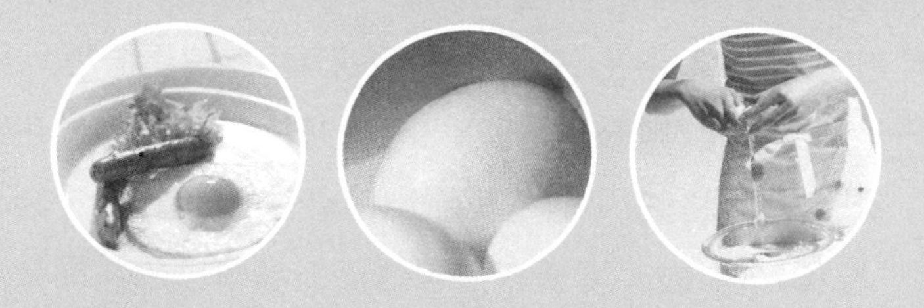

中醫與禽蛋的發展

在中國傳統醫學中經常應用各種禽類所生的蛋與中藥同用，製成藥蛋，以達到治病防疾、養生延年的目的。古代第一部本草專著【神農本草經】，已經註明「雞子」（即雞蛋）能除熱、火瘡、癇痙，安五臟。東漢著名醫學家張仲景，在西元200年初手著【傷寒雜病論】一書中，應用禽蛋組方，開創了禽蛋療法的先河，在其書中提到雞子黃能滋陰補血、交通心腎、和胃養陰、顧護中州、甘潤滋補、化毒排膿，而雞子白則能潤燥止痛、宣閉開暗。禽蛋療法從唐代孟詵和張鼎合著的「食療本草」始至清代末期更為完整，諸如「聖濟總錄」、「經驗後方」、「本草綱目」中都有內服或外用的禽蛋療方。

以中國傳統醫學對禽蛋療法的實用上而言，所用的禽蛋多以雞蛋為主，並將其分別為雞子白（蛋白）、雞子黃（蛋黃）、蛋殼、蛋膜衣（殼裡的一層薄白皮）而分別使用。中醫認為就整個雞蛋而言，其性「甘、平」，能滋陰潤燥、養血安胎，常用來治療熱病煩悶，聲音嘶啞，目赤咽痛，胎動不安等症。

雞蛋白則性寒，有清熱、解毒、消炎和保護黏膜的作用。所以經常以雞蛋白治療聲音沙啞、火傷、皮肉潰爛等病痛。而雞蛋黃雖然李時珍認為性溫，但是多數中醫名家都認為雞蛋黃性平味甘，能養血熄風，常用來治療心煩、失眠、嘔吐、下痢、虛勞吐血、營養不良等症候。雞蛋殼則能反抗酸性，經常用來治療反胃。

雞蛋膜衣在中藥材上則被美稱為「鳳凰衣」。鳳凰衣性味淡平，有養陰清肺的作用，中醫常用它來治療咳嗽及咽痛失音這類病症。也就是中國醫學中以雞蛋清入胃、心、肺、脾、膽經；蛋黃入心、肺、脾、胃、腎經；鳳凰衣入肺經。

由於現代醫學普及，中西合璧的禽蛋方劑也經常在中國引用。此外，經過改變飼料的方式，使雞產下「低膽固醇蛋」、「高碘蛋」、「高β－胡蘿蔔素蛋」以及「高硒蛋」等，也具有特殊的防治功能。近幾年新科技產業更研發製成免疫蛋粉，增加食用者的免疫機能，達到對慢性疾病的預防功能，為禽蛋療法的發展另闢了成功的

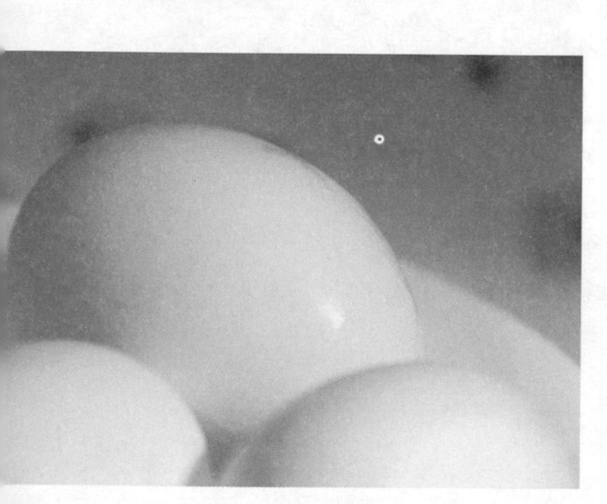

蹊徑。雖然不同種類的禽蛋，其性味、功用各有所分別，例如俗謂「雞蛋補、鴨蛋涼、鴿蛋解毒、雀蛋壯陽。」但是各種禽蛋都能夠補虛潤燥，即使性涼的鴨蛋，也能夠補虛而護元氣。此外，禽蛋還能緩和毒性，一方面因為蛋白質能與重金屬鹽類作用，形成不溶於水的沉澱物，因此不被人體吸收而解除其毒性。另一方面，禽蛋的蛋殼含有豐富的碳酸鈣和蛋殼內膜含有角蛋白，可以阻止毒素進入蛋內，因此只要蛋殼沒有破裂，若非刻意使用特殊含有劇毒的藥品或是過量的重金屬如鉛、汞等，應該是安全的，但是，劇毒藥品與禽蛋同時食用雖然可緩和毒性，然而劑量過大或製作不當也會引起中毒。

雞蛋療法應注意的事項

傳統的雞蛋療法多半以顧護元氣，食用方便為主。在傳統醫學的配方中有上百種以中草藥複方與雞蛋搭配的辨證配方，但其用法設限很多，而且口感不佳，如果沒有深入的傳統中醫理念，很難正確使用。因此，在此特別介紹一些食譜，是適用於一般廣大民眾，不但口感佳，不需繁雜的料理，且可達到延年益壽的功能。

但是古語說：「物極必反」，雞蛋食療也是這樣，不可因為想讓病痛快些消失或是身體更強壯而大量進補，不但無效且會有反效果，欲速而不達。單次大量進食雞蛋，不僅不能增加身體的營養，反而加重了腸胃的負擔而引起消化不良、胃脹、腹脹、腹瀉等現象。依據經驗，在禽蛋療法中所用的雞、鴨蛋仍以每天不超過三枚為宜。食療方式是緩慢漸進的，要持之以恆，才能達到預期的效果。同時所選用的蛋應該盡量新鮮，而且製作完成後最好立刻食用，就算存放在冰箱也不可過久。

傳統雞蛋療法食譜

在許多傳統的中國醫學上，以蛋治病的例子甚多，並且常將各類動物、爬蟲類、或昆蟲類一起合用，在本篇的蛋療法均以常用食材為主。並且僅以平日保健養生為目的。

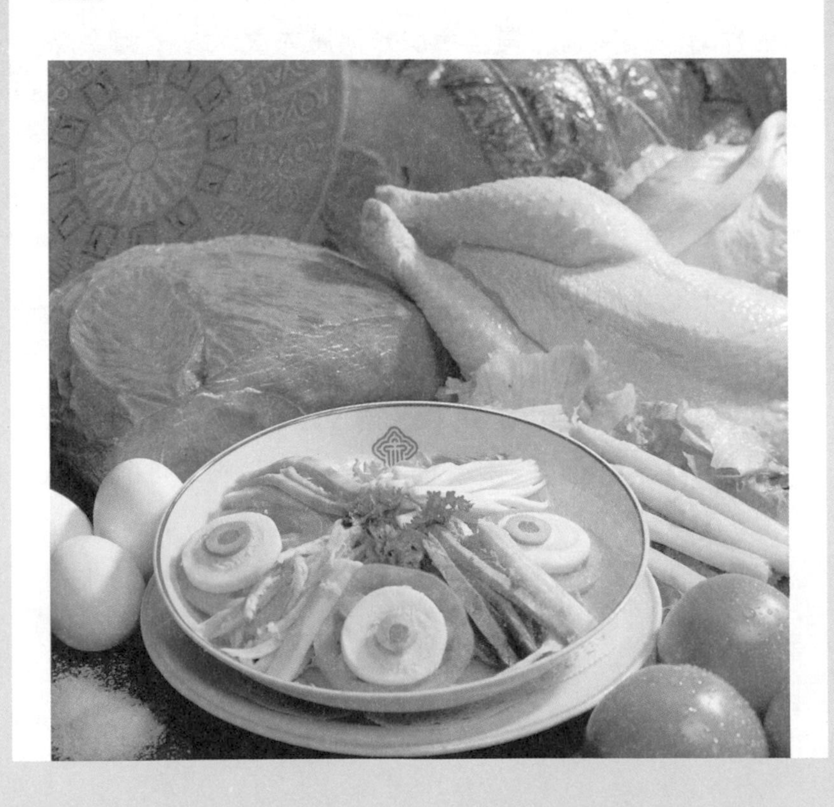

當歸紅糖蛋

材料

雞蛋2個、紅糖30克、當歸9克。

作法

當歸用水煎後取汁，以溫火打入雞蛋，煮成荷包蛋，再加入紅糖。

服法

每日早晨空腹服用一次，連續服用一個月。如果用來調經，則需在每次月經來之前三至五日服用，直到月經來潮。

功能

補血和氣，調經止痛，預防血虛閉經，減少頭痛暈眩。

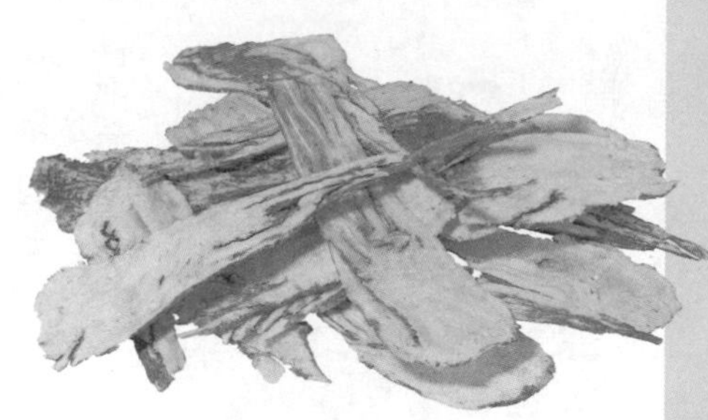

■ 小叮嚀！

當歸應「歸頭」和「歸尾」同用。大便溏瀉者慎食。

黃耆紅棗蛋

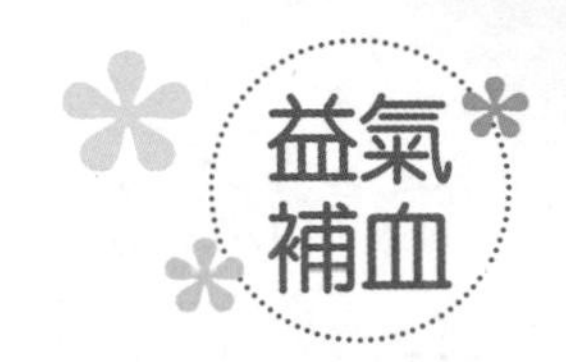

材料

雞蛋2枚、黃耆40克、紅棗10枚、紅糖30克。

作法

黃耆及紅棗以水煎出藥汁後以細紗布濾除藥渣，打入混合打散的雞蛋液，以小火煮熟後再加紅糖調勻，分成三份，放入冰箱中，要吃時稍加溫熱。

服法

早、午、晚各服一份，連續服用一星期為一療程，如有需要時，可以停服三至四日後，再開始新的療程。

功能

益氣補血，預防早衰，對身體瘦弱、病後體虛的患者最為有效。

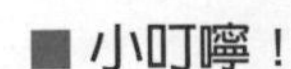

■ 小叮嚀！

服蛋期間忌食蘿蔔、濃茶和咖啡。以一星期為一療程，可以間斷數日或直接繼續開始第二療程。

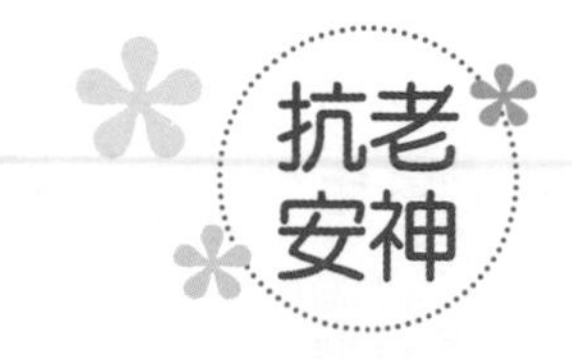

人參蛋

材料

雞蛋清2枚、人參10克。

作法

先將人參焙乾，研成細末倒入碗中，再加入雞蛋清調勻後用蒸鍋或電鍋蒸熟，分成兩份。

服法

早晚各服一份。

功能

生津、安神、補元氣、抗衰老、止虛咳喘促、減少虛汗頭暈。凡氣血津液不足者都可服用。

■ 小叮嚀！

服蛋期間忌食蘿蔔和茶葉；患有實熱症及陰虛火旺者忌食；每三至五日為一療程，每個療程之間可以間斷二至四天；沒有吃的份量需要冷藏以防變質。

蟲草酒釀蛋

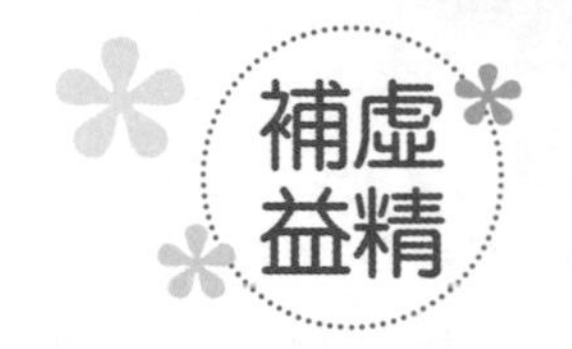

材料

雞蛋1枚、冬蟲夏草2克、甜酒釀50克、蜜糖30克。

作法

將冬蟲夏草用溫水洗淨，倒入盛有酒釀的碗內，加入打勻的雞蛋汁調和後隔水蒸熟。食用時淋上蜜糖。

服法

每日清晨空腹服用，可連續食用。

功能

補虛損，益精氣。主治病後體虛、身體羸弱、癆嗽、盜汗、陽痿、遺精、腰膝酸軟等症狀。

■ **小叮嚀！**

選擇品質優無重金屬污染的冬蟲夏草。蜜糖可改用冰糖或蜂蜜。

淡菜皮蛋粥

材料

皮蛋一個（雞蛋或鴨蛋均可）、淡菜30克、白米80克、鹽少許。

作法

將米淘洗後加水煮粥，再將洗淨的淡菜待粥半熟時加入同煮，皮蛋去殼後切成丁狀，在粥欲熟時投入粥中，再以小火燜煮15分鐘，加鹽少許調味即成。

服法

每日早晨食用，可連續食用，食用時間越長，效果越顯著。

功能

滋陰降火、清熱除煩、補益氣血，對患有高血壓、神經衰弱、頭暈耳鳴、四肢無力者有顯著的改善效果。

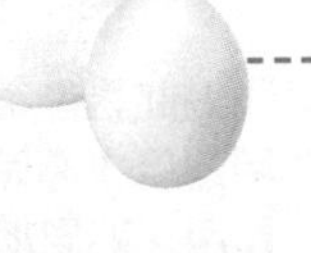

■ 小叮嚀！

可經常食用。食用時間越長，功效越明顯。

鹿茸蛋

滋陰
養血

材料

雞蛋1枚，鹿茸0.2克。

作法

將鹿茸研成細末；將雞蛋頂端錐一小孔，灌入鹿茸末，用紙將小孔封起，以蒸鍋或電鍋蒸熟。

服法

每日早晨服用，連續一至兩星期為一療程。可停數日後，進行下一個療程。

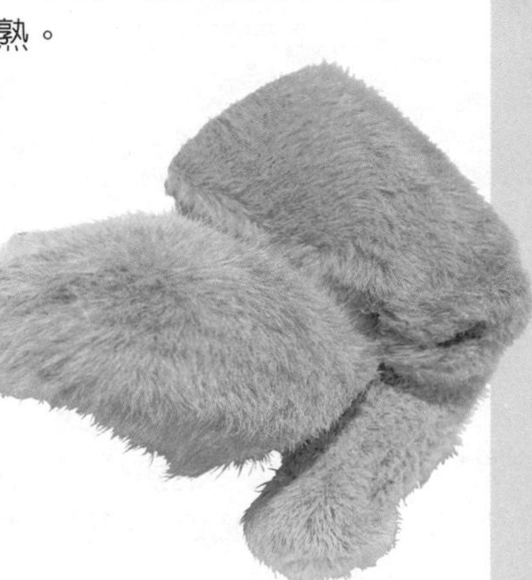

功能

滋陰養血、潤燥清熱。主治神疲肢軟，手足冰冷、夜尿頻繁、陽痿早洩等不適。

■ 小叮嚀！

因為此蛋能補腎溫陽，凡陰虛陽亢者忌食。因為服用單方鹿茸食用劑量太高時，可能會造成煩躁失眠、頭昏虛腫、唇舌起苔等副作用，如果加入1枚雞蛋，則可牽制鹿茸的燥烈，但是鹿茸的用量盡量不要過度，才能持久食用。

黃花菜瘦肉雞蛋

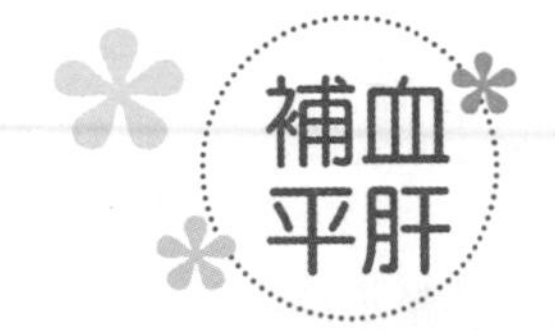

材料

黃花菜10克、豬瘦肉60克、雞蛋2枚、鹽少許（或以醬油替代）。

作法

黃花菜用冷水洗淨泡開。豬肉切薄片。在鍋中加入半碗水待煮沸，投入豬肉片，水稍滾時再加入黃花菜，然後倒入已打散的蛋漿，湯滾開時加入鹽或醬油調味。

服法

每用食用一次，連食三至五天或需要時可長期服用，惟長期服用時，雞蛋可減為1枚。

功能

補血平肝、補虛下乳，滋而不膩，性平味正，久服無傷。

■ 小叮嚀！

黃花菜，又名下奶藥、金針菜，性味甘平能補虛下乳，平肝利尿，消腫止血，但是鮮黃花菜不僅香味較差，而且具有小毒，應該避免應用。一般藥用的黃花菜是指乾燥的黃花菜，並且為了除去化學用劑，用時要多洗多泡，等泡水變清時才能食用。

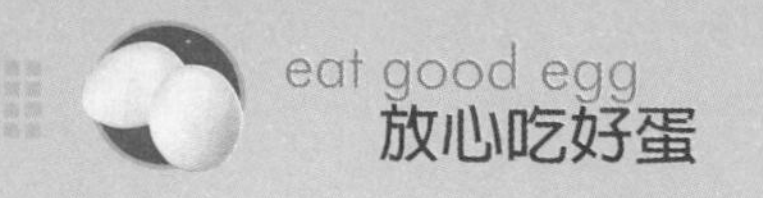

醋蛋

材料

雞蛋5至10枚（鴨蛋也可以），陳年釀造食醋適量。

作法

先用針將蛋的尖頭端刺數個小孔，隨即浸泡於醋液中約兩星期，即可將蛋煮熟食用。

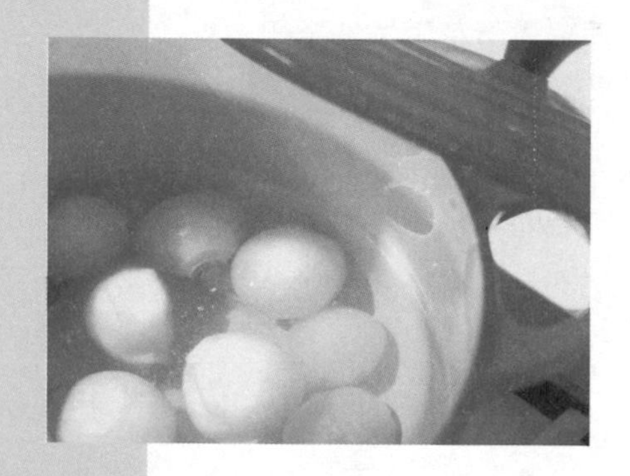

服法

每日吃醋蛋一個，連續服用數星期。

功能

去疣、止痢。

■ 小叮嚀！

依據經驗方，食用醋蛋約一星期後，最早生的母疣就開始脫落，然後子疣也相繼脫落。疣是因為病毒所引起的良性皮膚腫物，與自身體質有關。一般皮膚科多半以水楊酸等配成軟膏腐蝕，或是以電灼和冰凍療法治療，但是有可能復發，以內服醋蛋法除疣，是「外病內治」之方，但需要有耐心，至少要服用二到四週。有腹部輕微絞痛而水瀉者，可以直接以雞蛋加醋炒熟食用。

醋蛋糊劑

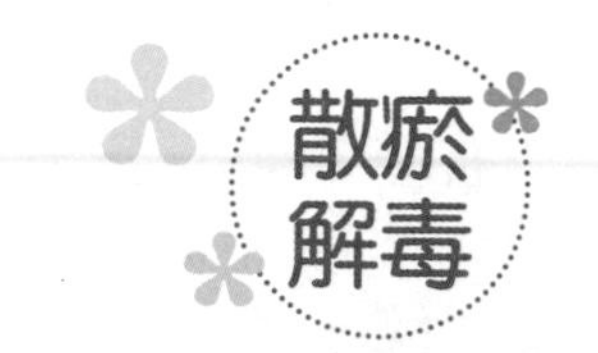

材料

雞蛋3枚，陳年高粱醋300cc
（或以能浸沒過雞蛋的量為度）。

作法

雞蛋洗淨，最好先用濃度70%的酒精消毒蛋殼，再將蛋放入乾淨的瓶中，倒入醋液，並以醋液能浸沒過雞蛋為準，浸泡7至15天，等蛋殼變軟時取出，剝去蛋殼，將蛋放在消毒過的廣口瓶中，將蛋白和蛋黃攪拌均勻，成為醋蛋糊，再封緊瓶口，放在冰箱中備用。

服法

用棉花球蘸取蛋糊塗在患處，並以手指輕輕按揉約1至2分鐘，每日數次。

功能

散瘀解毒，斂瘡生肌。對神經性皮膚炎、牛皮癬、手足乾裂等有止癢和癒合的功能。

■ 小叮嚀！

蛋液必須保持無細菌增生的狀態。塗拭患處一定要保持清潔。細果患處有局部糜爛則要小心輕塗，避免患部感染。

註：醋蛋與醋蛋糊劑的作法略同。只是蛋的使用方法一為內服一為外用。所留下的醋液含有鈣質，對身體有消除疲勞、減輕酸痛等功能，可以每日以30cc加水稀釋飲用，並可加入蜂蜜、楓糖漿調味，同時醋蛋糊與其所浸泡的醋液調和後，再加上蜂蜜，用溫水調和服用，則為食療醋蛋的另一種用法。詳細解說請見「醋蛋的保健法則」。

銀魚煎蛋

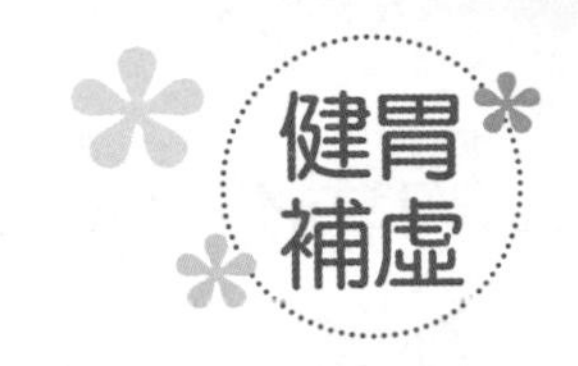

材料

雞蛋1枚、新鮮銀魚50克（或用銀魚乾25克代替）、植物油2湯匙、蔥1枝、薑汁半茶匙（或以1茶匙薑絲代替）、米酒1茶匙、胡椒粉和鹽適量。

作法

將新鮮銀魚或銀魚乾用清水泡淨，撈出瀝去水分後加入薑、酒、鹽、胡椒粉等調味料拌勻，先以半湯匙油在炒鍋中加熱後將調過味的銀魚炒熟，取出待冷。雞蛋打成蛋漿，和切碎的蔥末拌勻，然後加入炒熟的銀魚拌勻。將剩下的油在炒鍋中以小火加熱，倒入銀魚蛋汁，以小火烘焙至成一張餅狀。

服法

趁熱進食，每日一次或數日食用一次。是簡單易做又營養的菜餚。

功能

健胃補虛、益肺健脾，含鈣質豐富，幫助骨骼的成長，是產婦、乳母、病後體虛或青少年生長發育時的理想食物。

■ 小叮嚀！

可將用油量酌量減少，以適合個人口味為宜。

豬蹄紅糖蛋

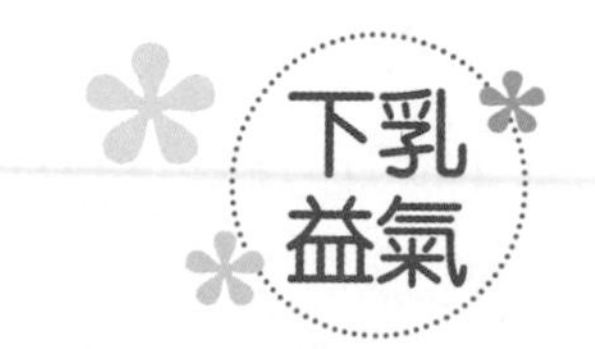

材料

雞蛋2枚、豬蹄200公克、紅糖30公克、老薑兩片、米醋1茶匙。

作法

豬蹄洗淨去毛加水一碗放在鍋中，和老薑、醋、紅糖，燒滾後以文火燉煮至熟爛，打入雞蛋再燉片刻即可食用。

服法

每日食用1次，或每隔1至2日食用一次。連續食用至少5次。

功能

下乳汁，補益氣血。對婦女產後體虛，氣血不足，乳汁分泌不夠者，是日常的滋補品。

■ **小叮嚀！**

豬蹄加蛋後產生的熱量和豐富的蛋白質，對產後之婦女很有幫助，但是也很可能會產生飽足感，而忽略其他營養物質的攝取。因此，平日也需要多食用些深綠色蔬菜和當季水果。

麻油薑酒蛋

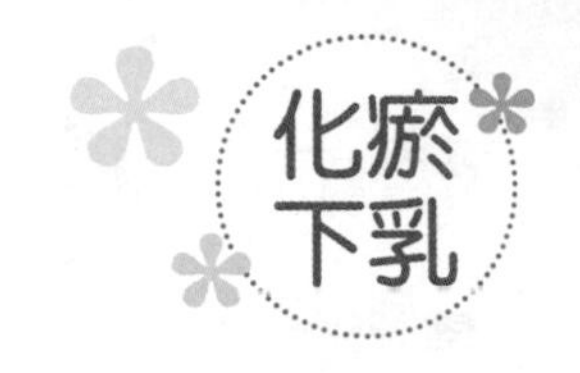

材料

雞蛋2枚、老薑4片，麻油3大匙、米酒1小匙。

作法

先將鐵鍋燒熱，再倒入麻油加上薑片以小火炒香。加入雞蛋2枚煎成一個雙黃荷包蛋。加入米酒略悶讓酒入味。

服法

可長期食用，亦可材料減半，每日吃1枚雞蛋。

功能

滋補身體，促進乳汁分泌，是哺乳期母親的營養食物。

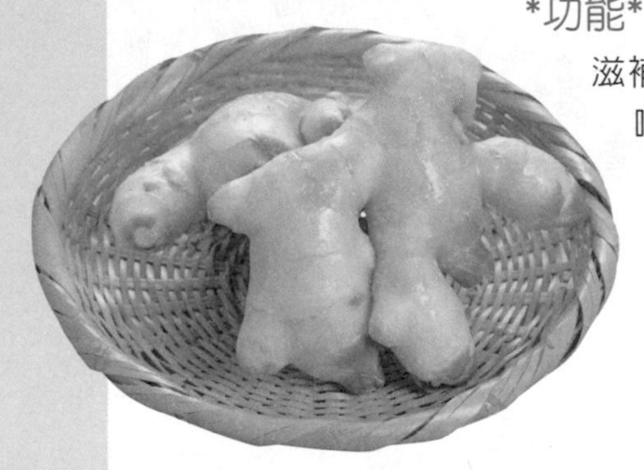

■ 小叮嚀！

製作時如加入一碗高湯和少許鹽，拌和麵線食用，也是哺乳母親的簡易營養餐食。

百合雞蛋蓮子湯

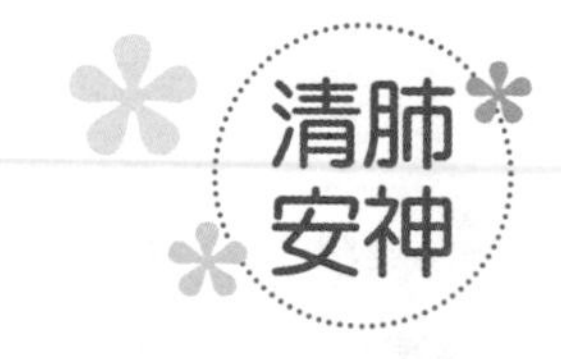

材料

雞蛋2枚、銀杏1/4碗、鮮百合1粒、蓮子2大匙、腐皮半張、冰糖1至2湯匙。

作法

新鮮蓮子洗淨備用，如無新鮮蓮子則以乾蓮子泡水後在蒸鍋中蒸熟備用。腐皮用水浸泡至軟後切成段備用。將1000cc的水在鍋中煮沸，加入銀杏、百合、蓮子和腐皮以文火煮至材料變軟，等水再次煮沸後，輕輕將蛋整隻倒入，切勿攪拌，待蛋煮成溏心蛋後，加入冰糖調味熱食。

服法

每日清晨食用，或晚間入睡前食用，可連續食用數星期。

功能

清肺潤喉、補腎益精、安神養顏、滋補正氣、和緩失眠心悸、對工作壓力較大的上班族可以舒壓解慮。

山藥養生蛋

補氣除勞

材料

雞蛋2枚、山藥70克、青豌豆兩大匙、枸杞1小匙、番茄中型1個、鹽少許、胡椒少許、青蔥1小匙、太白粉1小匙、橄欖油或其他植物油1/2大匙。

作法

山藥去皮切成小丁；青蔥切成碎末；番茄用熱水燙後去皮切丁；雞蛋打散備用；用1/2匙的熱油將山藥、枸杞、番茄丁、青豌豆一同炒熟，然後加水少許或高湯兩匙及鹽、胡椒調味後，以太白粉勾芡炒至菜汁變濃稠後盛出待用。另以1匙油加熱後加入青蔥末稍微翻炒，加鹽調味後再倒入蛋汁，當蛋尚未完全凝結時，將山藥等混合料平放在蛋餅上，等蛋熟後則可食用。

服法

可做為平日之菜餚。

功能

消除疲勞，增強精力，
補充養分。

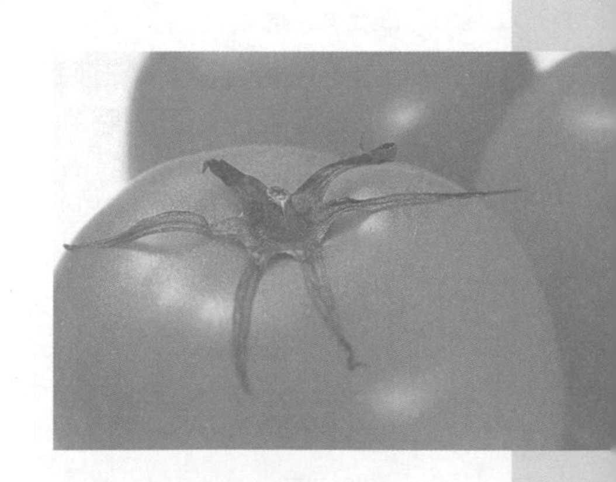

韭菜炒蛋

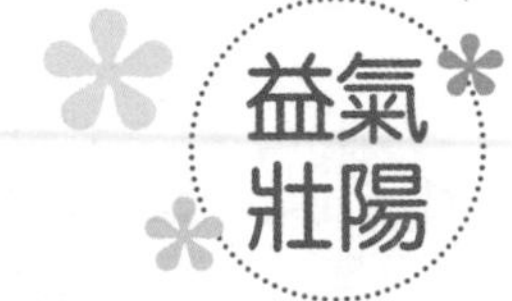

材料

雞蛋2枚、韭菜250克、油3大匙、麻油1小匙、鹽少許。

作法

雞蛋打散備用。韭菜洗淨瀝乾水分，切成細末。起油鍋，加入3大匙油燒熱後，倒入蛋汁以大火快炒至蛋液半凝固時，加入韭菜末、鹽和麻油拌抄至蛋液完全凝固即可。

服法

趁熱進食，每日一次或數日食用一次。是簡單容易料理的菜餚。

功能

韭菜是調味的佳品，曾被喻為是價廉物美的起陽草，因此佛家素食者認為它是葷菜。韭菜除了含有較多的礦物質、維生素和纖維素外，並含有硫化二烯基類的芳香精，具有殺菌、增進食慾、防止精力減退、增進性能力等效果，並能降低血脂，溫補肝腎。韭菜炒蛋則能固精補腎，並能防止孕婦下痢造成流產，是男女皆應經常食用的保健菜餚。

■ 小叮嚀！

韭菜多食，脾氣容易急躁，並且有礙視力。凡患有中耳炎、扁桃腺炎、鼻蓄膿、血壓高、心臟不佳、胃炎等症的人不宜多食。

豬腰雞蛋炒

材料

雞蛋2枚、豬腰一副、炮附子20克、嫩薑片1大匙、青蔥末1小匙、紅棗8粒、枸杞1大匙、米酒1大匙、麻油2大匙、鹽和胡椒少許。

作法

豬腰去白筋膜，切片後用冷水浸泡去除血水，在滾水中川燙後盛出備用；雞蛋帶殼煮成溏心蛋後去殼備用；在一碗冷水中加入枸杞、炮附子、紅棗，用文火煮15分鐘備用；用麻油爆香薑片和蔥末，倒入豬腰拌炒，加鹽、胡椒調味後再淋上米酒，大火翻炒後再加入枸杞、炮附子、紅棗湯，以及溏心雞蛋，再用文火燉煮五分鐘即可。

服法

早、晚各吃一半，或做為平日菜餚。可連續食用數星期。

功能

強心補腎、壯陽去寒。對腰膝酸軟、陽痿遺精的男士可以連續服用一至兩星期為一療程，停一星期後，再進行下一個療程。

黃連阿膠湯

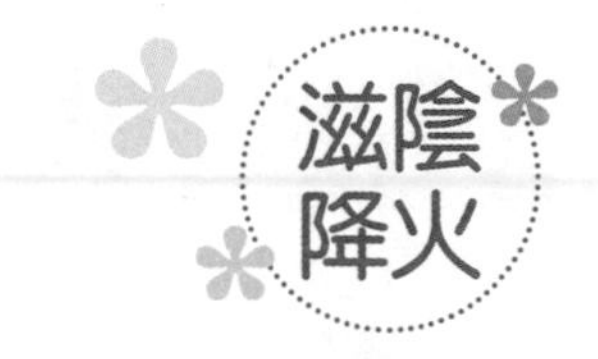

材料

黃連1錢、阿膠3錢、黃芩3錢、白芍3錢、雞蛋黃2枚。

作法

將黃連、黃芩、白芍用水煎兩次取其汁。加入阿膠以文火加熱待其溶化，用生雞蛋黃攪碎調入藥汁中。

服法

早、晚兩次溫服。以三帖藥為一療程。

功能

滋陰降火對陰虛火盛，煩躁失眠者頗有功效。

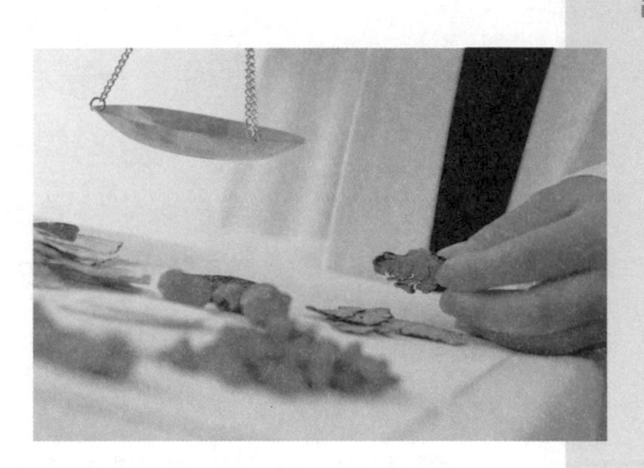

■ 小叮嚀！

這是出自【傷寒論】的「黃連阿膠湯」，是中醫對蛋黃最著名的用法。此為藥湯，口感不佳，但確有減除煩躁的功能，如果感覺太苦，可加紅糖調味。

蛋黃油保健法

何謂蛋黃油？

蛋黃油就是由蛋黃中煉取出來的油類，民間俗稱「蛋油」或「蛋油卵磷脂」，在中國醫學上早有應用與記載，例如唐代【藥性論】中提及「將雞子黃煉之，主嘔逆」；【千金方】中曾有記載「雞卵一枚，米下蒸半日，取出黃，熬令黑，先拭瘡上汁令乾，以藥納瘡孔中」；【日華子本草】說「炒卵黃取油，和粉敷頭瘡」。蛋黃油也是日本自古以來傳承的民間療法，早在日本明治時代就以「秘傳蛋油」享譽於民間藥用療法。

蛋黃油的主要功能

蛋黃油除能溶化附著在血管壁上的低密度劣質膽固醇外，還能舒緩緊張的情緒。此外蛋黃油自古以來就被視為具有增加精力的功能，更能促進新陳代謝，增進荷爾蒙的分泌，促進血液循環，擴張毛細血管，保持肌膚的光澤與彈性。中醫記載蛋黃油的主要功能為清熱解毒，生肌斂瘡，消腫止痛。主治各類外科感染，濕疹，肛裂、潰瘍性口腔炎、燒燙傷、瘤腫。蛋黃油並能預防老人癡呆症、高血脂、肌肉僵硬，以及小兒消化不良等症狀。

蛋黃油的製作方法

將雞蛋煮熟，取出蛋黃，放入清潔的鐵鍋或鋁鍋中，以中等火候如炒蛋般仔細攪拌，使蛋黃逐漸乾燥至焦枯的深茶色，此時會慢慢產生強烈的焦味和濃煙，改用微弱的小火，繼續耐心攪拌使蛋黃變成黑色濃稠狀，繼續慢慢以小火攪拌，就會釋出黑色液體，此液體即是蛋黃油。待冷卻後，把蛋黃油中的殘渣濾清，收藏於玻璃瓶中備用。

製作時應注意的事項

1. 雞蛋可以不用先煮熟，直接將生雞蛋蛋殼打破後，分離出蛋黃，將蛋黃直接放入無油的鍋中用文弱火將蛋黃仔細攪拌，使蛋黃熟透並逐漸乾燥再繼續製作。
2. 好的新鮮蛋是成功的要訣，製作蛋黃油的雞蛋必須非常新鮮才行，一般需要生出兩三天之內的雞蛋才合標準。
3. 如無雞蛋黃，可改用鴨、鵝等禽蛋代替。

4. 製作時避免使用大火，必須使用小火耐心不斷的攪拌才行。
5. 製作時最好在通風良好的地方，甚至到山野室外製作，因為攪拌時會產生濃煙與刺鼻的焦臭味。
6. 熬蛋黃油所用的小鍋應該絕對乾淨，不沾任何油、鹽、辛辣等物質。
7. 熬蛋時，不得加入其他動植物油類。
8. 製出的蛋黃油非常珍貴稀少，通常用十個蛋黃只能製出大約兩大匙的蛋黃油。

蛋黃油的用法

1. 內服：每日二至三次餐後服用，每次1小匙。但需依個人體質加以增減。由於蛋黃油是純油脂，容易附著在胃壁上產生不適，因此要避免空腹時服用。如果胃弱的人服用後胃部不舒服，則需減量服用，或是暫時停用。
2. 外用：取蛋黃油外搽患處。

醋蛋的保健法則

醋蛋的保健功效已經早爲人知且經常應用，但是必須要眞正得法食用正確，才能獲得功效。

醋蛋的食用方法

醋蛋的保健功能早在我們老祖宗時代就已盛傳，它可以說是有益於老年人、青年人及幼兒等各年齡層的優質食物。醋蛋的製作方法可參考前章所述的「雞蛋療法食譜」。只是因為所用的醋濃度不足時，可能影響到製成的時間，所以需要用含醋酸較高的陳醋，例如9度米醋即為含有9%醋酸的醋，是製作醋蛋和醋蛋糊常用的醋。將生雞蛋浸泡在醋中數日，蛋殼就逐漸軟化，雞蛋也會膨脹，當蛋殼溶於醋中，僅剩一層薄膜時，就可用筷子將蛋膜捅破，再將蛋清、蛋黃和醋調勻，即成醋蛋漿，若在服用時加上蜂蜜調勻就是醋蛋液。飲用時，可加溫水調和配成適合

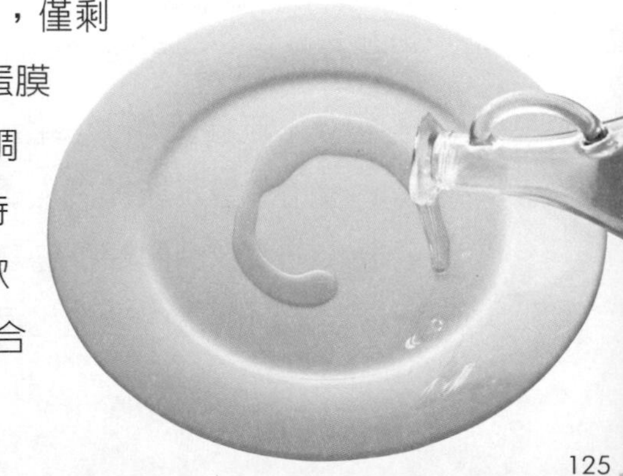

個人的口感。一般而言，一個醋蛋可以分5至7次飲用，軟蛋膜是養陰清肺的補品，可以一次服用。

有如前章「雞蛋療法食譜」中提及，僅用蛋殼泡製的醋蛋殼液，是一種極佳的鈣鹽來源，不但含鈣豐富，同時容易吸收，對於骨質疏鬆症、肺氣腫、哮喘、頭暈、四肢麻木等症狀都有改善的功能。在飲用醋蛋液時，最好在空腹時服用，可以加上蜂蜜調味，一般需要加水稀釋二至四倍，水的溫度不受限制，冷水、溫水或是熱水服用均可，可按個人喜好而定，每次服用時大約以兩大匙醋蛋液調和成一小杯淡的醋蛋液，一次喝完，早晚各一次，連續服用一星期為一療程，可以繼續使用數個療程。胃酸過多的人可在飯後一小時飲用，或是飲用時吃一兩塊餅乾之類的食物。

醋蛋的保健原理

完整的醋蛋液因為含有整個雞蛋的成分，因此除了含有完全的蛋白質之外，還含有人體所需的各種氨基酸、維生素、無機鹽類、磷脂、卵磷脂，以及多種活性酵素，因此醋蛋液能提供人體最完善的營養，並且容易消化吸收，達到保健醫療的功效。在中醫理論上它有固本扶正、清熱解毒、活血化瘀、化痰祛濕、舒筋活骨等功能，無論內服或外用均相宜。雖然醋蛋不是藥，但是具有藥理功能，因此有抵抗疾病和衰老的功能，是男女老少都適用的保健品。

再者食醋本身也是民間盛行的健康飲品，食醋可以軟化蛋殼而將蛋殼中的礦物鹽釋出，其中形成的醋酸鈣易溶於水，容易被腸道吸收，對於骨骼和血液有很大的助益，同時又能進一步生成磷酸鈣，成為神經和肌肉組織的重要物質，對於心臟、神經、血管、肌肉和皮膚都有特殊的功能。以食醋浸泡過的蛋清，能使蛋清釋於出大量的溶菌酵素和抗生素蛋白，俗稱卵白素——阿維丁（avidin），能增進免疫功能甚至具有抗癌的機制。但是蛋清中所含的抗生素蛋白在腸道中能與生物素（維生素H）（biotin）緊密結合成為一種人體無法吸收的複合物，因而阻礙了對生物素的吸收。因此食用醋蛋液並非多多益善，最好是適量，否則就得加熱煮成熟醋蛋汁後再飲用，因為抗生素蛋白加熱後，就失去其與生物素結合的能力。

經過醋化的蛋黃，能分解成容易被消化吸收的小分子蛋白質和氨基酸，並且釋放出卵磷脂、膽鹼及生物素等，能維護細胞膜，促進腦細胞的發育。磷脂在膽鹼的協助下能夠使脂肪皂化，將低密度的壞膽固醇變成乳糜狀而被運轉排除；同時能將沉積在血液中的硬化斑塊溶解，增強血管的彈性，預防動脈硬化。

雞蛋膜經過食醋浸泡後，能釋放出大量的溶菌酵素，可保持完整的活性有效作用，同時雞蛋膜中所含的鐵、鋅、硒、鍺、鈷等微量礦物質易為人體吸收，可增加造血系統及免疫系統的功能。

由於蛋及醋的品質和製作方法有所差異，而且個人的體質與吸收力也有所不同，因此在醋蛋食療的反應上就有時間快慢的不同，有些人吃了六、七個醋蛋就有明顯的進展，但是也有些人吃到四、五十個醋蛋才見其功能。醋蛋的食療反應，有快有慢，因人而異。因為醋和蛋都是一般常用的食物，因此可以經常食用。但如經常出現反胃、嘔酸水、腹瀉等現象，則應該考慮減量或停止食用。天氣炎熱時要防止醋蛋液發酵發霉，製好的醋蛋液最好放在冰箱中冷藏，如果發現醋蛋液發酵起泡，口感變質，即要禁止食用。

醋蛋養生與疾病

高血脂症：醋蛋能使體內過多的脂肪轉化成體能而減少脂肪的堆積。

心血管疾病：醋蛋能使沉積在血管壁上的膽固醇溶解成乳糜狀而被排除，可以預防動脈硬化，增加血管彈性，增強調節血壓的功能。因此可以預防血壓高、腦中風、心肌梗塞等慢性病。

糖尿病：醋蛋有利於人體對醣類的代謝作用，可以降低血液中葡萄糖的含量，有利用血糖過高的病患。同時醋蛋亦符合了中醫對糖尿病療法的潤肺益腎、生津消渴的理論。

消化不良：醋蛋能促進胃液的分泌，並促進多種酵素的機能，有助於胃腸消化與吸收。

支氣管炎：醋蛋對支氣管和肺臟有消炎、殺菌、活血化瘀、鎮痰、消腫、緩痛的功能。在中醫的理論上它能滋潤五臟、扶正培元。也就是增強體質，提高自癒力。

骨質疏鬆：醋蛋含有豐富的鈣質及維生素A和D，有利於骨骼生長。

一般慢性疾病：醋蛋有利於人體細胞之再生，強化人體的代謝功能，增強免疫功能，因此對多種慢性病除了包括上述的心血管、肺、支氣管、胃腸、骨骼等方面外，對於皮膚疾病、性功能減退、痔瘡、失眠甚至癌症等症狀均有其特殊的保健功能。

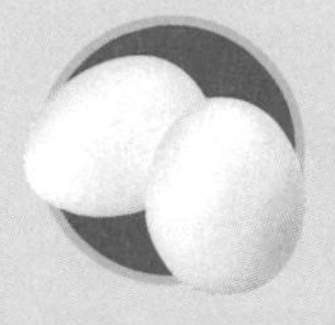

PART 03

雞蛋不可不知的小常識

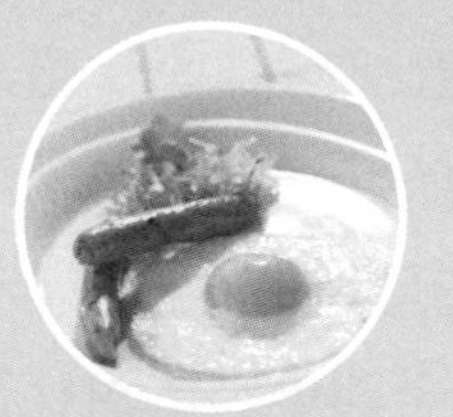

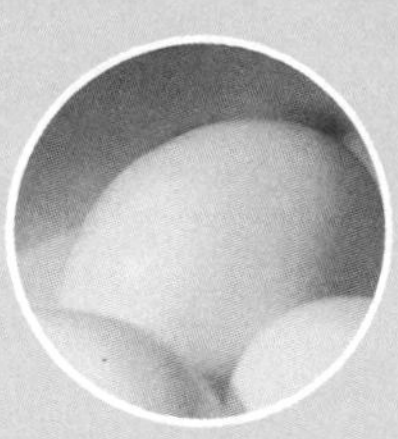

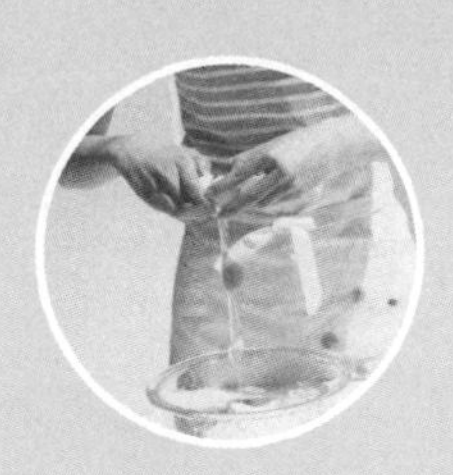

吃蛋可能引起的中毒事件

食用蛋類最常引起的中毒事件就是細菌中毒，其中以沙門桿菌最為嚴重，其次是腸炎弧菌和葡萄球菌等。由雞蛋類引起的沙門桿菌中毒，源自於母雞本身就是沙門桿菌的帶菌者，所產下的蛋中早已含有細菌，或是無菌的雞蛋因為外殼潮濕，角皮層尚未乾燥，沙門氏菌或其他細菌通過蛋殼而侵入蛋內。

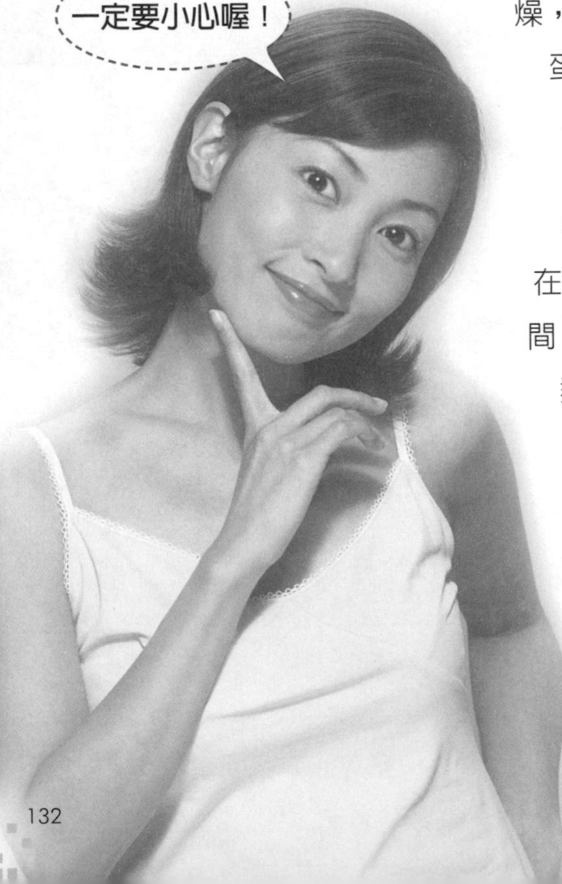

沙門桿菌在一般常溫25℃左右繁殖迅速，即使在5℃左右亦能生長，所以在一般運輸或儲存販售的時間，蛋都可能會受感染。人類食用受到沙門氏菌感染的蛋後，大約經過十至二十四小時的潛伏期，就會出現腹痛、下痢、發燒發冷等症狀。

美國著名的約翰霍普金斯大學醫學院

（Johns Hopkins University, School of Medicine）於西元2005年發表研究報告指出，導致食物中毒的沙門氏菌會引發關節炎。實驗觀察指出，老鼠感染到沙門氏菌後，其體內的免疫系統會誤將健康細胞視為攻擊對象而加以攻擊，造成關節炎或其他免疫系統亢進的疾病。

雞蛋也可能引起毒素型的病菌感染，諸如葡萄球菌入侵蛋中產生毒素，而引發中毒症狀。飼養雞隻時若在飼料中添加過量的抗生素，或飼料本身品管不良含有農藥、重金屬、有害色素時，蛋中化學性物質便會過量，也可能導致長期食用者發生化學性中毒而產生過敏現象。

若殘留磺胺劑會對人體有害

磺胺劑其實就是磺胺藥，它是一種化學合成的藥劑，早在青黴素及其他各種抗生素被發現之前，已經被廣泛的使用。直到現在，因為其價格低，依然經常添加在動物飼料中。磺胺劑能抑制細菌繁殖，但不容易真正殺死細菌，所以在禽畜病發的初期它能有效的制止細菌滋生，得以控制病情，但是一旦動物體內病原體過多，而動物的免疫力不足時，磺胺劑就無法發揮效能。所以磺胺劑大多在急性病的早期感染時使用，並且需持續維持動物體內有效藥的濃度。

磺胺劑有口服、注射或外用藥膏各種型態，其副作用頗多，例如尿道阻塞、血尿、嘔吐、下痢、氣喘、肌無力、四肢痙攣等症狀。因此早已限制應用於人類；但是因為磺胺劑價格低廉並可經由腎臟及多種管道排出體外，所以在停藥期限過後就達到安全期，不會有藥物殘留體內的問題，絕大多數的雞農都能遵守安全停藥期，只是少數不肖業者不顧大衆利益，沒有達到安全停藥期，則雞隻所生的蛋可能會被污染，必須防範。因此，選用信譽好、有認證的蛋品，才是健康之道。

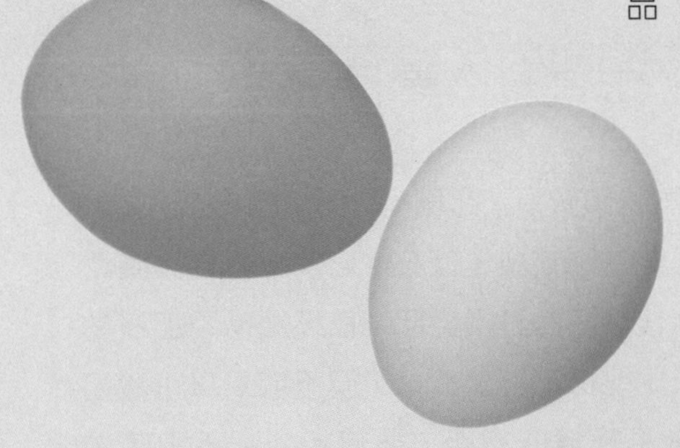

蛋也是過敏原的一種

對一般大眾而言，蛋是最經濟實惠的蛋白質來源，無論是大人小孩都能食用。一般小兒科醫師都會建議六個月大的寶寶就可以開始餵食蛋黃，一歲開始就可以餵食蛋白。但是有過敏體質的寶寶，最好要等他較大時再添加。對蛋的過敏，常是因為蛋白所引起，因為蛋白中含有「類黏蛋白」之故，尤其是未經煮熟的蛋。過敏的徵狀通常是起蕁麻疹，皮膚發紅或搔癢。對蛋只有輕微過敏者，只要將蛋徹底加熱至全熟，就比較不會過敏。如果寶寶對蛋類非常過敏，則除了蛋之外的含蛋食物也要注意。哺乳期的媽媽也要特別注意，若嬰兒過敏嚴重，就不要攝取蛋類。

如果家庭的成員中有對蛋發生過敏現象時，或是之前所生的寶寶有嚴重的過敏性皮膚炎或是氣喘，或是夫妻雙方或一方有此種情形時，最好在婦女懷孕時及授乳期就採取預防措施，盡量少進食蛋和牛奶或含有蛋及牛奶的食品，尤其是在懷孕七個月以後。

生病發燒時應少吃雞蛋

一般人生病時吃雞蛋，對健康的恢復是有利的，但發燒體溫超過38℃時就不宜多吃雞蛋，因為雞蛋是完全蛋白質，在消化分解的過程中，會使人體產生一定量的額外熱量，這種額外熱量在醫學上被稱為「食物的特殊動力效應」。依據實驗得知，「特殊動力效應」在各種食物中以蛋白質效應最大，其額外熱量增加就如同火上加油，不利於退燒。因此發高燒時不宜食用太多蛋白質。應多喝開水並多吃新鮮水果和蔬菜，再加上米、粥、麥片、藕粉、薏仁、山藥等低蛋白質的食物。想補充蛋白質，最好等退燒後再適量食用。

吃皮蛋時可稍加些醋

皮蛋加工製造的過程中需要以強鹼製作，因此其蛋白和蛋黃中都含有多量的鹼性成分，胃酸分泌不足的人若單吃皮蛋，可能因鹼性稍強而導致胃腸不適。如果在吃皮蛋時加些醋，則可與鹼中和，以免傷及胃腸。

喝豆漿時能否沖雞蛋？

豆漿和雞蛋都是蛋白質豐富的營養食物，豆漿沖雞蛋也是許多人喜愛的食用方法，但為何很多食品書籍中經常出現喝豆漿時，不能打入雞蛋的說法？其主要的理由是豆漿中含有一種胰蛋白酵素抑制劑，它能阻礙人體對蛋白質的消化和吸收。

養豬界都知道不能用生黃豆餵食豬隻，否則豬隻會下痢，其原因就在於生黃豆中含有抑制胰蛋白酵素的物質。如果雞蛋與生黃豆漿混合，則雞蛋的蛋白質就無法被消化吸收。但是胰蛋白酵素抑制劑加熱後就會失去活性，一般所喝的豆漿都是加熱煮滾過的，此種抑制劑已經失去了作用，所以雞蛋打入煮開的熱豆漿中是安全無慮的。另外，由於黃豆中的甲硫氨酸含量不足，加入雞蛋剛好可產生互補作用，比單喝豆漿更為營養。

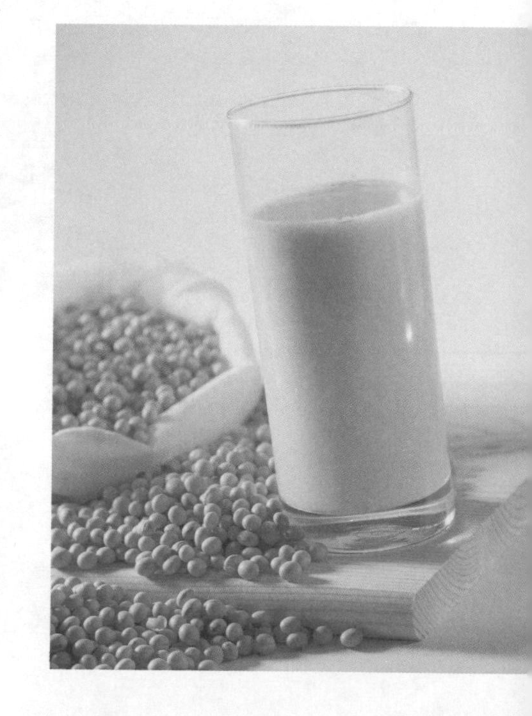

雞蛋不宜久煮

如果雞蛋煮的時間過長，原先黃澄澄的蛋黃表面就變成了灰綠色。這是因為蛋黃中的亞鐵離子與蛋白中的硫離子結合後形成了難以溶解的硫化亞鐵，而硫化亞鐵很難被人體吸收利用，就會降低了雞蛋中鐵元素的利用價值，所以煮雞蛋的時間不要過長。

不要以紅藥水染雞蛋

喜慶婚宴和喜得麟兒，或是慶祝復活節，都有送紅蛋或染蛋的習俗。許多紅蛋是用紅藥水染的。紅藥水又叫紅汞，其中含有的重金屬汞是不能吃的，否則過量會引起汞中毒。汞會穿過蛋殼表面的小孔，滲透到蛋白和蛋黃中，吃了帶汞的紅蛋，汞就會在體內屯積並且不易排出體外。此外，有人用洋紅或紅鋼筆墨水染蛋，都會造成危險，因為這些都是不可食用的致癌性物質。如果一定要染蛋，則一定要用合格的食用色素。

雞蛋最好別生吃

許多人認為生雞蛋的營養物質未經加熱，所以養分沒有被破壞，因此比熟雞蛋更好。還有人認為吞生雞蛋能清嗓潤喉。事實上，生雞蛋的蛋清中含有一種鹼性蛋白質抗生物素（卵白素）（Avidin），它會與人體內的生物素（Biotin）結合成為一種無法被消化吸收的複合物。如果經常吃生雞蛋，可能會導致生物素缺乏症，體內維生素B群不易吸收，引起食慾不振、噁心、皮膚炎和嘴唇脫皮等症狀。

生雞蛋含有抗胰蛋白酵素的物質，例如類黏蛋白（ovomucoid）會使數種蛋白質無法消化吸收，並且產生過敏現象。生雞蛋常有病原體侵入，會傳入人體而導致生病。因此，雞蛋最好熟食，生雞蛋要比熟雞蛋、半熟雞蛋不容易消化吸收。因為雞蛋加熱後，抗胰蛋白酵素即失去作用，蛋白質結構會變化成為更易於消化吸收的營養物質。綜合以上原因，雞蛋還是熟食為妙。

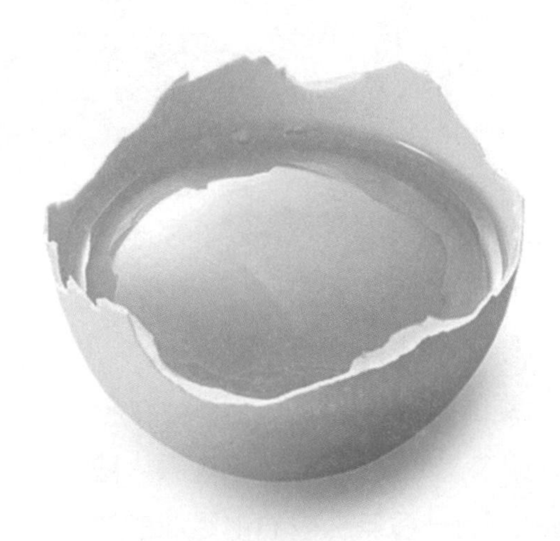

臭蛋中含有多種有害物質

蛋存放過久就會逐漸發臭，但有些人特別喜愛這種特殊味道。其實吃臭蛋並不符合衛生要求，從鮮蛋到臭蛋是蛋自身代謝的過程，臭蛋是蛋中的氨基酸及蛋白質腐敗分解後發出的臭味，因此其營養價值下降，並含有多種黴菌或黴菌毒素。同時，臭蛋中產生的硝酸鹽和亞硝酸鹽，進入胃內會形成亞硝酸胺，有致癌的危險。

孵胎蛋並非優質蛋白質來源

菲律賓人很喜歡吃已經孵化成胚胎但未能繼續成長的雞蛋，並傳說孵胎蛋含有許多荷爾蒙，是一種大補品。其實，這種蛋因為雞胚本身的酵素分解，或受到外來細菌的侵入，其中的蛋白質、脂肪、維生素等都發生變化，並且可能分解出對人體有害的成分，因此不要輕易相信沒有科學根據的說法。

全蛋不可用微波爐加熱

無論是帶殼或是不帶殼的全蛋，都不能用微波爐加熱！否則蛋殼會炸裂，蛋白和蛋黃會迸散出來，有如小型炸彈。這是因為微波加熱時，蛋黃會先凝固，蛋黃膜發脹產生膨脹壓力，使得蛋殼迸裂。而除去蛋殼的熟蛋，在微波時因為蛋黃中所含的脂質比周圍蛋白高，經過微波加熱膨脹速度比蛋白快，導致蛋白破裂，蛋黃炸出。所以除了做蛋黃和蛋白事先加入混合的蒸蛋或蛋糕蛋餅外，帶殼蛋和全煮蛋都不能在微波爐中加熱。

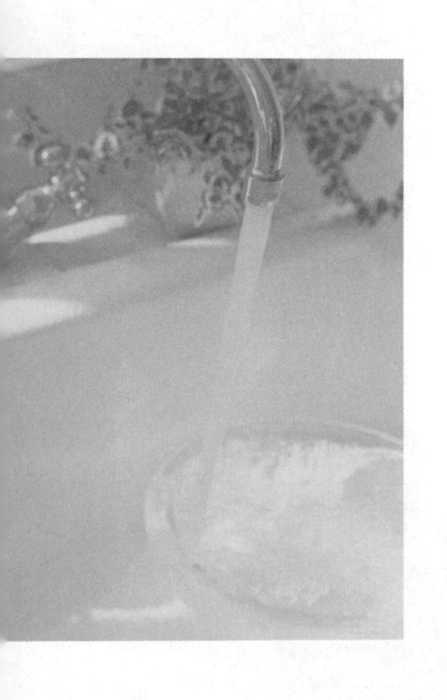

帶殼煮蛋最好不要用生水沖洗冷卻

蛋煮熟之後，立即以生水沖洗冷卻，這樣可以讓蛋殼容易剝離，這是一般剝蛋最常用的方法。但是，這種方法並不安全。因為，剛煮滾的蛋遇到冷水後，會讓蛋白與蛋殼膜之間形成一個空隙，因此生水中的細菌則會被吸入蛋內，因而造成腸胃被細菌感染而腹瀉。所以如果要冷卻剛煮滾的蛋，最好用冷開水。如果要順利的剝掉蛋殼，其實只需在煮蛋時在水中加入少量的食鹽，就可很容易的剝脫蛋殼了。

煮糖水蛋時最好別先放糖

許多人喜歡吃糖水荷包蛋或甜甜的蛋花湯，但是當雞蛋或其他蛋類與蔗糖共煮時，會讓蛋白質中的氨基酸形成果糖基賴氨酸的結合物，這種結合物不但不容易消化吸收，同時還會對人體產生不良的影響，因此，要煮糖水甜蛋時，應該在蛋煮熟後再加入蔗糖，就不會造成身體的負擔。

機能性雞蛋的營養價值更高

為了適應廣大市場的需求，雞蛋業者不斷推出各類具有獨特性的雞蛋，這些雞蛋能針對人體所需的特殊物質

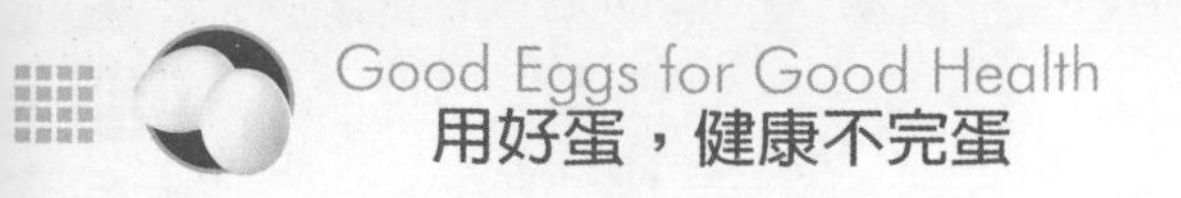

加以強化。主要是添加不同的配方於雞食用之飼料中，使得雞蛋中含有更多的特殊營養素。

最常見的機能蛋是含有特殊的微量礦物質，例如高鐵雞蛋、高碘雞蛋、高鋅雞蛋和高硒雞蛋等。也有的雞蛋以含有多種脂溶性維生素為訴求，如含高維生素A和維生素D、維生素E以及β－胡蘿蔔素群的高維生素機能蛋。此外還有添加亞麻仁油酸（亞麻油酸）的機能蛋以及低膽固醇機能蛋等。美國尚流行一種只由蛋清與β－胡蘿蔔素製成的零膽固醇蛋品。這些機能蛋多半都是以加強抗氧化功能、增強免疫力、降低心血管疾病為主要訴求。

高碘雞蛋：

在飼料中添加含碘量較高的海藻類以取代部分玉米、穀類而形成「碘蛋」。一般添加4%至6%的海藻飼料，連續餵食一星期，就可使每枚雞蛋含碘量達到0.5毫克至1.5毫克。一般而言，碘蛋的膽固醇含量較一般雞蛋為低，同時其維生素A和維生素B2又較一般雞蛋高。

高鋅雞蛋：

在飼料中添加鋅鹽，經過三星期至一個月的餵食後，蛋雞所產下的蛋中鋅含量可高出一般雞蛋的十五倍之多。

高硒雞蛋：

微量礦物質是麩胱甘肽過氧化酶（glutathione peroxidase）的主要成分，它能將人體代謝所產生之有害的過氧化物還原成無害的氧化物，因而減少細胞受損的機率。醫學報告指出，硒能預防腫瘤、增進免疫及延緩老化，高硒雞蛋將無機硒鹽轉變成有機硒，平均每枚蛋可含6000微克（ug）的有機硒，足夠提供一般人平日所需的硒需求量。

DHA和EPA雞蛋：

在飼料中添加多元不飽和脂肪酸及亞麻油酸（Lenoleic acid），例如玉米、全脂黃豆粉中均含有大量的亞麻油酸，可增加雞蛋中多元不飽和脂肪酸的含量，使消費者食用此種蛋後，其血液中膽固醇含量不易提升，以避免心血管疾病的發生率增高。一般平均每枚雞蛋中蛋黃可達到100～300毫克（mg）的DHA和30～80毫克（mg）的EPA。

微量元素蛋：

在飼料中添加微量礦物質元素，使每枚蛋中含有較高的鋅、碘、鐵、硒、鍺等礦物質，以達到提升人體的生長發育，增強免疫機能和增進體力的功能。

辣椒蛋：

在飼料中加入10%的紅辣椒粉、苜蓿粉以及少量的植物油，如此產生的蛋黃色澤橙紅鮮亮，含有高單位的β－胡蘿蔔素，對於視力、皮膚和毛髮都有一定的幫助。

維生素E蛋：

這也是近年來相當受歡迎的保健食療雞蛋。其蛋黃中所含的維生素E比一般普通雞蛋高出幾十倍，除了具有抗氧化的功能之外，並能防止膽固醇在血管壁上沉積，維持人體酵素及荷爾蒙的平衡，促進血液循環，是人類抗衰老的好幫手。

免疫雞蛋：

這是最先進的機能性雞蛋，其主要原理在於利用家禽經由卵巢上皮細胞，可將血液中的免疫抗體移行至蛋中，以便在雛雞本身免疫系統尚未建立之前，即提供立即性的全身免疫。引用這種移行抗體的作用，以各種抗原例如細菌、病毒、蛋白質等對蛋雞進行免疫接種，則能產生相對抗原而且具有專一性的抗體。食用此種免疫雞蛋，則可以口服被動免疫方式對某些疾病產生免疫力，藉以對抗細菌、病毒的感染，防止疾病的發生。如以雞蛋蛋黃中的蛋黃抗體含量為9～25毫克（mg）來計算，平均每隻蛋雞每年可生產30～90公克（gm）的蛋黃抗體。有關免疫雞蛋與人體健康的主要關連性將於本書 PART.4 當中詳述。

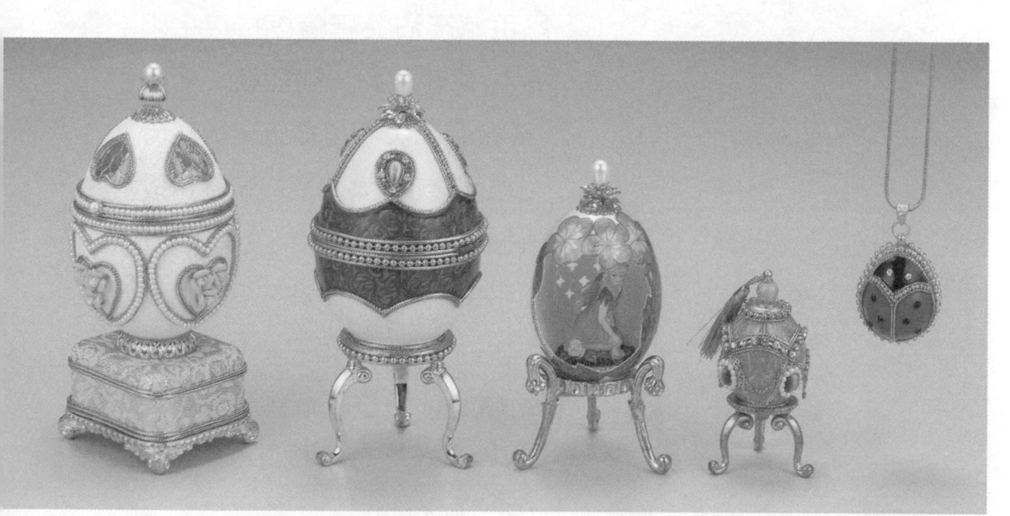

▲精緻的俄國蛋雕（蛋之藝博物館提供）

雞蛋的家事妙用

雞蛋除了提供完整的營養滋補外，還有許多在日常生活中的妙用。

1. 如果煮肉湯時上面漂浮太多的肉渣時，可以加入蛋清來吸附清除。
2. 如果湯燒得過鹹時，也可以打入1枚雞蛋來化解鹹味。
3. 將蛋殼以水洗淨，風乾後放在鐵鍋中或鐵絲架上以微火焙鬆，再研磨成細粉，可在煮飯時加入以提高鈣質。或是加入飼料中作為家禽或動物的礦物質來源。
4. 用絨布沾上蛋清擦拭鍍金製品，可使製品光亮如新。如果鍍金物品表面已發暗，則可用2枚蛋清加1大匙漂白粉混合後擦拭，則可恢復原來之面貌。
5. 可將磨碎之蛋殼灑在盆栽植物土中，作為有機鈣肥。
6. 瓶子或熱水瓶骯髒時，可加入碎蛋殼、食鹽和清水搖晃，可去除內部污垢。

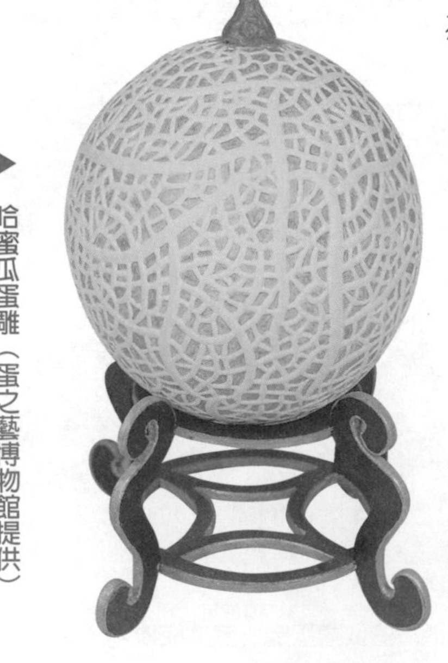
▶哈蜜瓜蛋雕（蛋之藝博物館提供）

7. 用蛋清來擦拭皮革製品，不但能去除污漬還能保存皮革的彈性。
8. 蛋殼用小火煨燒磨碎後撒在牆角，可以防止螞蟻入侵。
9. 蛋殼研磨成粉，可以用來清除沾黏在琺瑯、玻璃、陶瓷器皿上的污垢。
10. 衣服上若沾有黑汁時，可用生雞蛋清、杏仁、半夏搗成泥狀塗在污點上，約五分鐘後就可清洗乾淨。此外，完整的蛋殼可以製成各種工藝品，並可在蛋殼上繪製各種美麗的圖案，或雕刻成各種花紋。在復活節時彩繪雞蛋和尋找雞蛋的遊戲，更是每年兒童們不可或缺的娛樂節目。

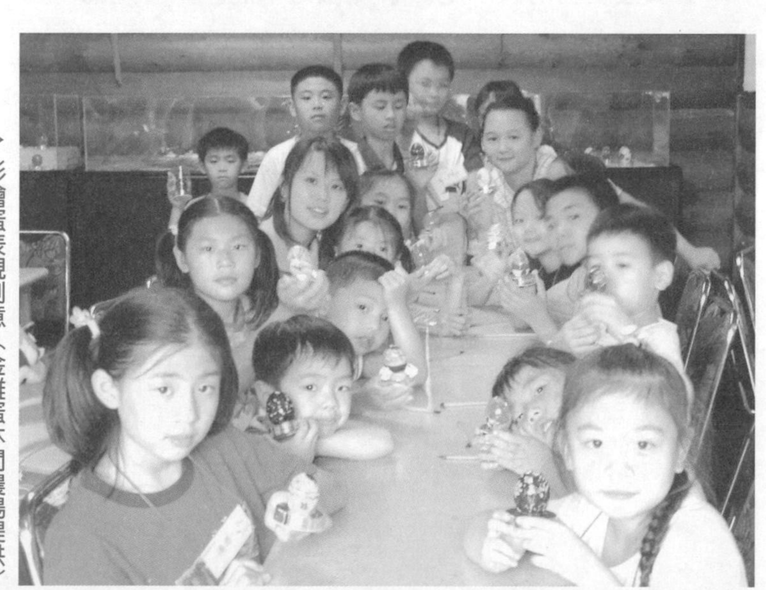

▶彩繪蛋表現創意（金雞蛋休閒農場提供）

讓蛋站立魔術有方

許多人在端午節正午時刻把蛋立起來，一為遊戲，二為祈求來年有個好運道。其實，讓蛋站立的方法很多，不過有時得施展先隱藏的小技術。首先，立蛋需要在心平氣和快樂的心情下進行，因為這時才能神情專注，臉不紅氣不喘，手不會發抖，有很好的平衡感。選擇立蛋的地點，最好要在摩擦力較大的平面上，例如戶外的水泥、柏油、石板地面成功率就要比光滑的金屬、塑膠地板或玻璃來得高。同時，在戶外立蛋時需要配合無風的好日子。

其實立蛋的功夫，是要事先做好不為觀眾知道的小動作。

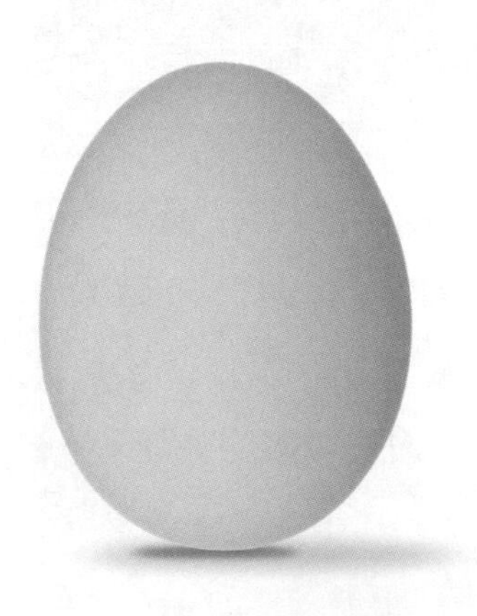

首先，要選擇新鮮的好蛋，蛋黃的位置不可偏移，要選擇蛋黃在中間的蛋，然後將入選的生蛋的鈍端，也就是有氣室的一端，輕輕地敲凹一個肉眼不易識破的小洞，以這個小洞為「基座」，就很容易讓蛋立正站好了。

不過這種伎倆大概只能哄哄小朋友而已。再高深一點的方法，即使是在光滑的玻璃板上也可以讓蛋站立。只要為蛋找一個支撐點，也就是先在玻璃面上撒上一小堆細鹽或細砂，然後細心的把蛋豎立在上面，再輕輕用嘴把看見的細砂或鹽吹掉，就成了立蛋的絕活了！享受快樂的時光，不妨跟孩子們玩玩蛋，找回那片赤子之心。

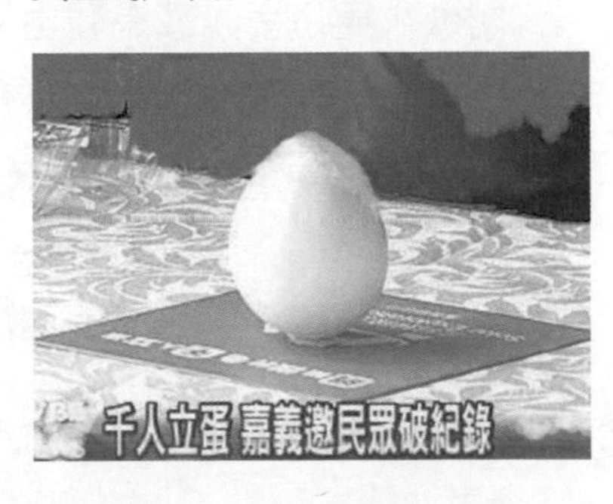

民國94年6月21日，也就是農曆五月十五日夏至，太陽直射北回歸線正午12時，台灣有近三千位小學生和民眾一起立蛋，共為時10分鐘，創下了金氏世界紀錄。這是在嘉義所舉辦的挑戰金氏世界紀錄千人立蛋活動，在中午12時20分見證中心宣布總共成功豎立了一千九百七十二顆蛋，打破了西元2003年3月15日，由美國猶他州楊百翰大學學生一千二百九十顆的舊有立蛋的紀錄。其實，立蛋隨時都可以，在嘉義舉行的立蛋都是用新鮮無破損或龜裂的生雞蛋，並且要在光滑平坦的平面上，限時只有10分鐘，這也證明了只要心平氣和，隨時都可以立蛋。也許在心境不佳、生氣煩躁時，也不妨試試立蛋，說不定能改變心境喔！

台灣有個「蛋之藝博物館」

「蛋之藝博物館」可以說是全國第一家以蛋作為主題的博物館。館內除了展示出各式各類型的蛋之外，還以蛋為素材做成精緻的工藝品，尤其是以蛋殼為主題的蛋雕藝術更是令人嘆為觀止。

除了參觀博物館之外，休閒娛樂也是一大主題，因為博物館就設立在金雞蛋休閒農場內。金雞蛋休閒農場是全台灣唯一多年來致力於以蛋為主題的鄉土知性休閒活動娛樂農場，許多機關和學校團體常常組團參觀，不但獲得了對蛋的正確知識，同時還可以親身體驗養雞和撿

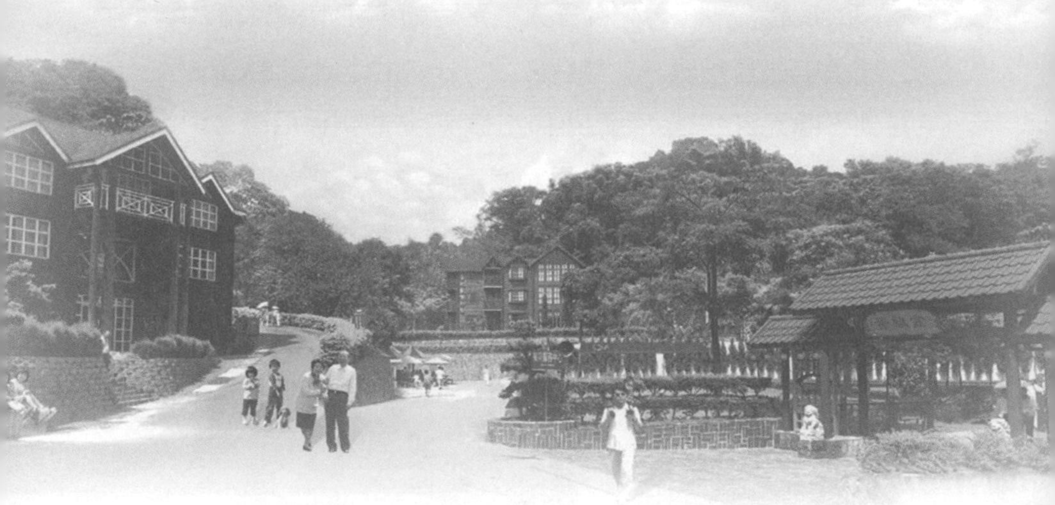

▲蛋之藝博物館

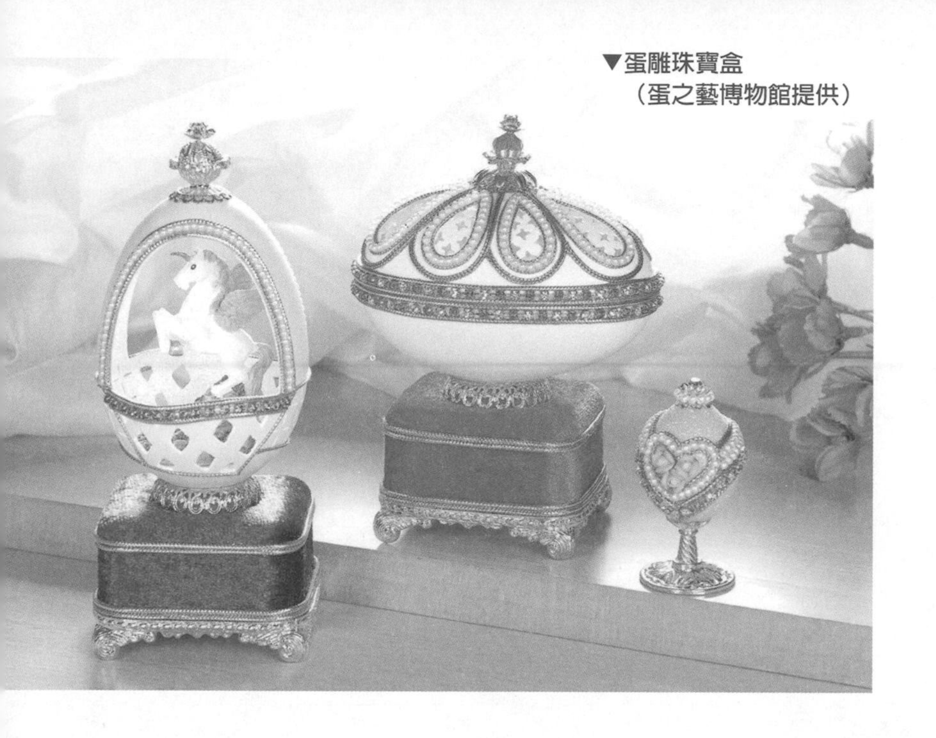

▼蛋雕珠寶盒
（蛋之藝博物館提供）

雞蛋的童年往事，這對生活在狹隘空間的都市人而言，可說是個難得的經驗。

園中另有提供彩繪雞蛋教學，並蒐集了不少名家精心彩繪的作品。在農場中更難得的是，還可以享受到許多以蛋為主要食材的佳餚和知名的客家菜。逛一趟「金雞蛋休閒農場」，相信您對蛋更能歡欣的接受。

金雞蛋休閒農場
場址：新竹縣芎林鄉水坑村3鄰73號
電話：03-592-8686

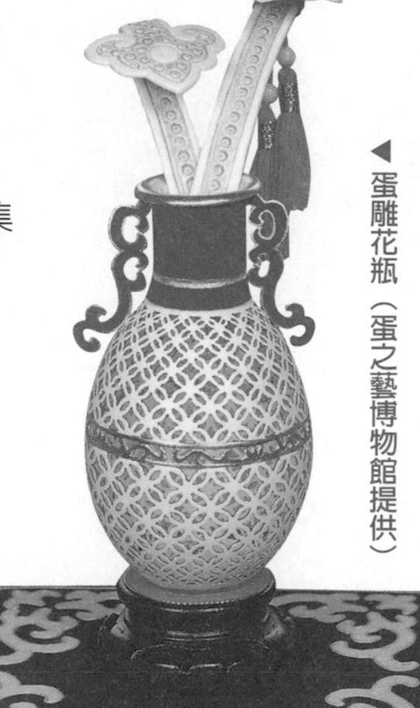

◀蛋雕花瓶（蛋之藝博物館提供）

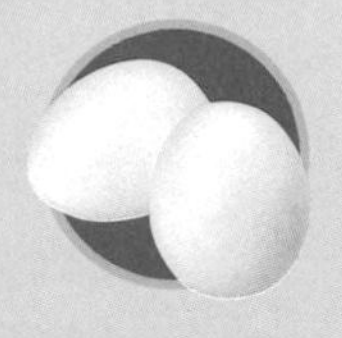

PART 04

免疫 雞蛋與人體健康

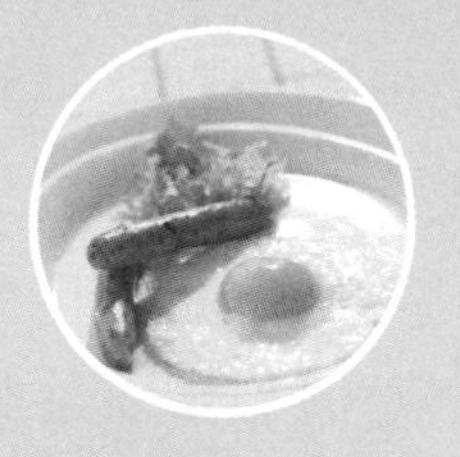

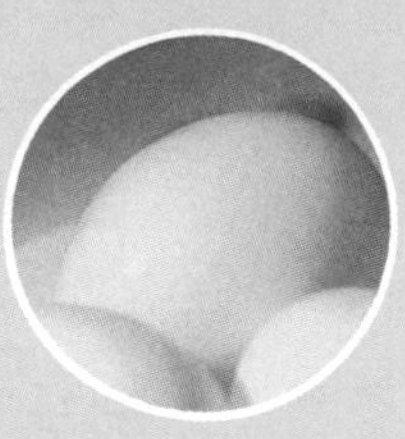

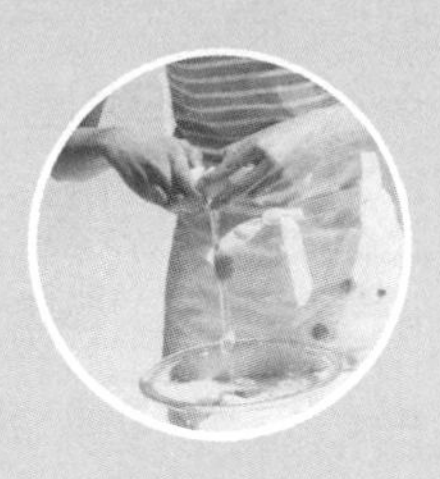

免疫力是人體健康基礎

絕大多數的疾病都與免疫能力的好壞有關，從最常感染到的流行性感冒，到人人聞之色變的SARS、愛滋病以及禽流感等，都是免疫方面的問題。因此，一個人免疫力的好壞，是決定身體是否健康的根本因素。

換言之，免疫系統負責保護人體組織系統、維持正常功能及免除疾病。免疫系統要對抗外來的致病因子諸如細菌、病毒、黴菌、化學藥物等，同時也要解決體內的異常變化，諸如癌細胞和過敏現象等。免疫系統保護人體的有效程度就叫作「免疫力」。免疫力好，則表示免疫系統運作平衡正常，較不易生病；免疫力差則表示免疫系統在運作上出了問題，未能達到平衡的標準。

如果免疫系統過於亢進，則會產生自體免疫性疾病，例如類風濕性關節炎、紅斑性狼瘡和多發性硬化症等。自體免疫性疾病是因為免疫系統接收到某種錯誤的訊息，因而攻擊到本來應該保護的細胞所致。如果免疫系統功能低下，則各種病原體得以入侵，造成細胞傷害而產生疾病。

何謂免疫機能

最新醫學與近代營養學的專家學者在針對醫療和預防疾病的領域上，多以增強免疫機能為對抗疾病的首要考量。因此「免疫營養」成為保健醫學的熱衷研究重心。免疫力的強弱與人體的淋巴系統有最直接的關聯性。免疫是指生物體內的細胞能辨識出敵我，以維持生物體正常穩定的功能。

人體對細菌、病毒等病原的防疫機能，可以大致分為三道防線，病原必須殺出重重關卡，才能引發疾病。人體對抗病原的第一道防線就是皮膚、黏膜組織、纖毛、唾液、淚液以及胃酸，當細菌或病毒入侵時首先就被第一道防線阻擋，不得入侵體內。如果某些毒性較強的病原體攻破了第一道防禦線時，體內的白血球、巨噬細胞、殺手細胞以及干擾素等就會依照各種細菌、病毒、黴菌或寄生蟲的特性，用盡方法將它們消滅或是抑制它們的繁殖力。

當免疫系統進入第二道防禦機制直接對抗病原體時，免不了會造成相互廝殺，使人體感到不適，甚而產生發燒或發炎的徵狀。如果不幸病原體相繼攻破了第一道和第二道防線而侵入人體，此時患者將感到更不舒服，各

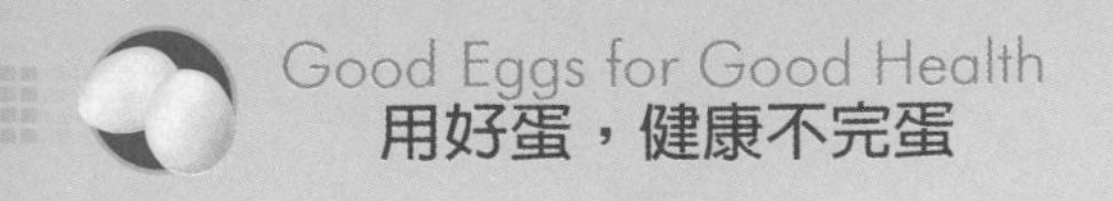

種疾病的臨床徵候更為顯著，人體的免疫系統則進入最終的第三道防線，此時啓動了人體最重要的免疫細胞——淋巴細胞。

淋巴細胞分為 T 淋巴細胞和 B 淋巴細胞兩種形式，並由 B 淋巴細胞分泌出免疫球蛋白抗體至血液或體液中，以中和病原體所分泌的毒素，並且結合凝聚至細菌或病毒的表面，以阻止病原體侵入細胞內，同時被抗體結合的細菌或病毒會更容易被吞噬細胞消滅，此時因淋巴系統的機制，會對特定的病毒（例如腸病毒、SARS病毒）產生特定的抗體並且存在血清內，此種血清抗體就是對付此類特定病毒的最佳免疫力量。

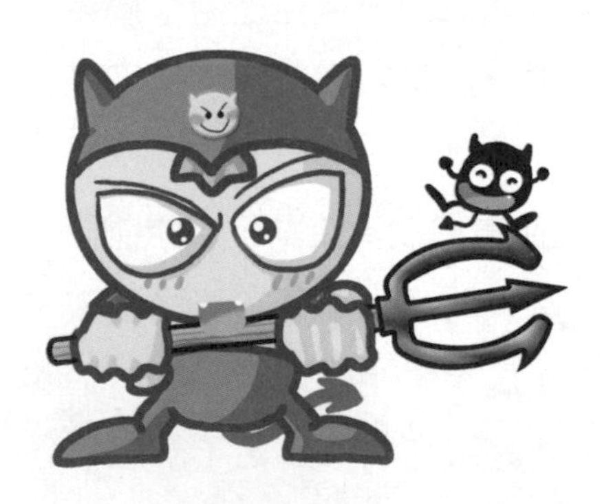

抗藥性細菌早已侵襲台灣

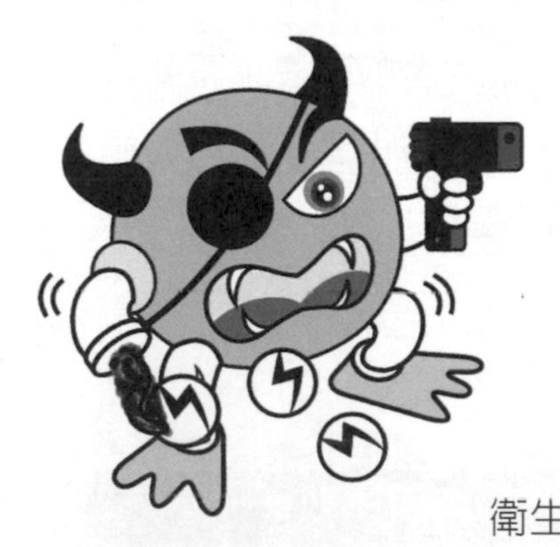
抗藥性病毒最兇狠。

在第二次世界大戰之後，抗生素就成為解決各類細菌性感染疾病的最佳良藥。但是曾幾何時，抗生素再也不是克制百病的萬靈丹了。

台灣衛生署疾病管制局和國家衛生研究院發佈消息，要全國醫生與民衆，確實認知使用抗生素的正確方法，因為台灣已經是世界首屈一指具有抗藥性細菌的地區。當抗生素因使用不當而無法完全殲滅細菌時，存活的細菌會以基因突變的方式產生頑強的變種，使得抗生素也無法殺死它。更可怕的是當細菌產生抗藥性後，如果和未具抗藥性的同類細菌或某些不同類的細菌混合，其抗藥性最快可以在一個小時内轉移給不具抗藥性的細菌。台灣大部分腸内菌的抗藥性都比美國高，台灣的金黃色葡萄球菌的抗藥性更是世界之冠！

世界衛生組織指出，細菌抗藥性已經是全球性的問題，若仍持續濫用或不當使用抗生素，則未來如急性化膿性扁桃腺炎、耳炎、瘧疾和肺結核等原本可以治療的疾病，都將進入無藥可醫的窘境。因此，美國疾病管制中心表示，毒性病原菌及新品種病原菌的出現，是一種要求人類反省的警訊。因此當下最要緊的目標是重新恢復生物體自我控制的免疫功能，藉以強化生命系統的穩定性及復原力，人類才能真正擁有健康。

抗體與抗生素對細菌的作用比較

抗體	抗生素
為人體自行產生的蛋白質，對人體無副作用。	屬於藥物類，對人體會產生副作用。
智慧型，具有辨識能力，只會消除對人體有害的細菌。	無法辨識益菌和壞菌。
能與體內有益的細菌和平共存。	盲目破壞體內友好的細菌。
除了細菌外，病毒、黴菌、化學異物、蛋白質異物、癌細胞都能加以控制。	只能對細菌產生作用。

因此，透過先天性或後天性獲得抗體來增加免疫力，是目前急需的醫療方式。因為以抗體的特質可以消除特定的細菌和病毒，而不必藉用抗生素來控制病菌的滋長，況且，抗生素只能針對細菌類發生作用，對病毒類卻是完全無效。

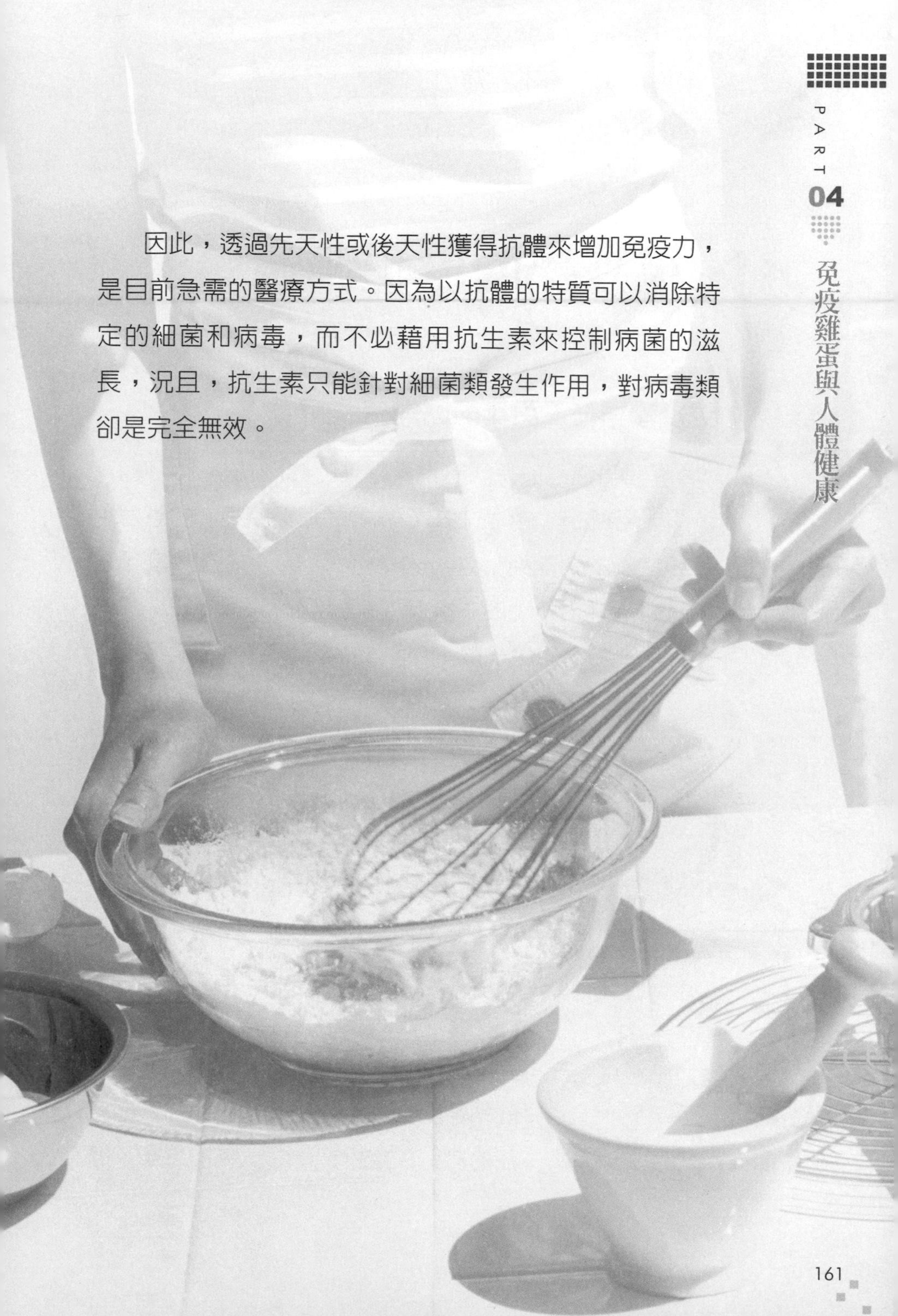

免疫學的歷史淵源

免疫學早在二百年前就開始了

保護身體免於疾病最具關鍵性的機能就是「免疫」。所謂「免疫」，從字面上來看就是「避免疫病」的意思。英語上稱為「豁免」（Immunity）之意，來自於拉丁語「免除」的意思，因此「免疫」照字面解釋則為「免除傳染疾病」的意思，一般大眾熟知的「抵抗力」就是抵抗疾病的能力，也就是現代醫學所稱的免疫力（immunity），免疫力的獲得來自於複雜的免疫系統（immune system）所發揮的功能。

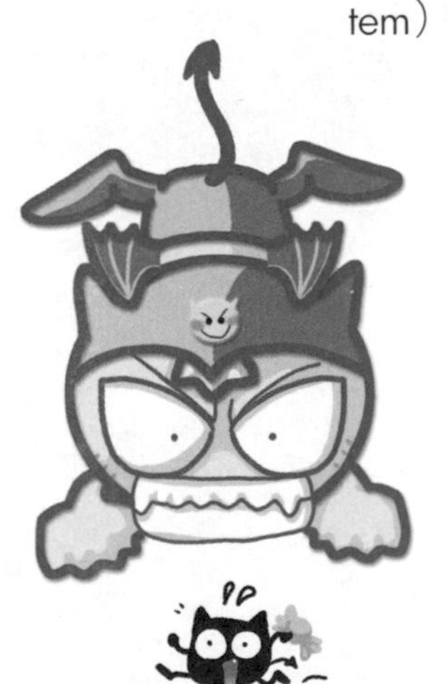

在西元1796年，英國的外科醫師愛德華．簡納（Edward Jenner, 1749-1823），觀察到在天花流行時期，擠牛奶的女工卻不會得病，因此他推論當經常接觸到無傷害性的天花病毒時，可以使人體產生保護物質，就可以事先預防天花。簡納醫師最先將牛的天然痘菌注入他兒子的身上，結果免除了天花的感染。簡納醫師運用無害形式的病原菌注射到動物身上，讓動物產生保護物質來對抗特定的疾病，建立了現代疫苗接種的基礎，也開創了免疫學的基礎研究。

在西元1881年法國微生物學家巴斯特博士（Dr. Pasteur）應用高溫培養法獲得了減毒菌株，並且有效的抑制了炭疽菌和狂犬病的發生率。在西元1890年，德國學者貝林醫師（Dr. Behring）和日本學者北里于博士在Koch研究所應用白喉桿菌外毒素幫助動物免疫後，發現在被免疫動物的血清中產生一種能中和外毒素的物質，這種在血清中發現的物質被稱為抗毒素，這也是在血清中發現的第一種抗體，這種含有抗體的血清被稱之為免疫血清。將這種免疫血清轉移給正常動物時，也能產生中和外毒素的作用，這種被動免疫法很快就運用在臨床醫學方面了。

貝林醫師在西元1891年運用來自動物的免疫血清成功地治療了一位白喉患者，這也是第一個以被動免疫法治療疾病的病例，為此，貝林醫師獲得了西元1902年的諾貝爾醫學獎。在西元1894年，菲弗博士（Dr. Pfeiffer）利用新鮮免疫血清在豚鼠體內觀察到它對霍亂弧菌的溶菌現象，之後隨同許多學者共同發現血清中含有補體。並且發現補體也具有溶菌和溶解細胞的作用，但是這種作用必須在有抗體存在時才能發生功能。

同樣的在十九世紀，德國的科學家保羅・愛瑞克博士（Dr. Paul Ehrilch）發現母體能經由乳汁將自身的抗體轉移到初生嬰兒身上，使嬰兒產生出免疫力，在嬰兒的免疫功能尚未發育成熟之前，抵擋疾病的入侵。

十九世紀中期，科學家對免疫系統更有明確的認識，美國科學家威廉・彼德森博士（Dr. William Peterson）以殺死的細菌製成疫苗後，再注射至乳牛身上，並發現乳牛所分泌的乳汁中含有對抗此種細菌的專一抗體。並且利用乳牛能產生抗體牛乳的機制，達成了減緩關節炎、過敏性疾病症候，以及改善病痛的功效。

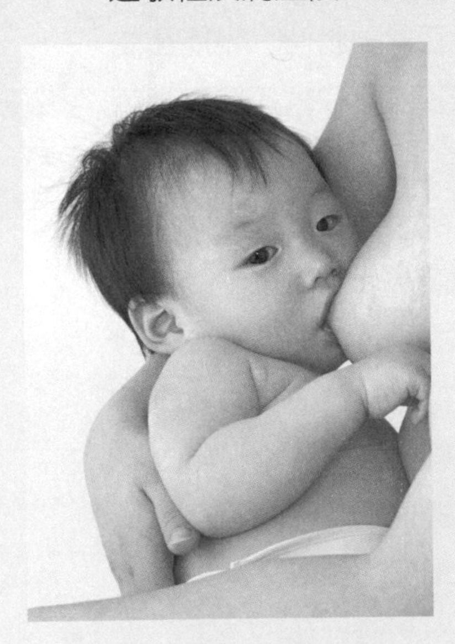

經過科學界不斷地研究，免疫的功效不但能對付細菌、病毒、寄生蟲類以及入侵體內的各種異物，甚至對於導致體內產生細胞病變的變相癌細胞，都能以免疫的機制保護身體對抗疾病。

人體免疫力低落的徵候

人體免疫力低落時會有許多前兆，若能經常注意下列身體發出的警訊，並時時加以預防和修護，就可以達到健康長壽的目的。

你不能不知道

人體免疫力低落的前兆

* 慢性病的症狀加重
* 體重快速增加或減輕
* 肩頸僵硬、腰酸背痛
* 婦女經前水腫並有經痛現象
* 傷口不易癒合
* 口角發炎、口腔潰爛
* 皮膚、眼睛、口鼻等器官容易過敏
* 經常感冒
* 睡眠品質不佳
* 疲憊、健忘、心煩

造成免疫力低落的因素

免疫抗體會因個人的環境因素而變弱，甚而失去其免疫的功能。身體無法免疫者稱之為「免疫不全症候群」，其中又分為天生就缺乏免疫的「原發性免疫不全」，和出生以後由於某些原因，或是受到環境的變化而造成「續發性免疫不全」。天生就免疫力弱，或是沒有免疫力的人，是因為缺乏γ球蛋白或γ球蛋白無法負起免疫職務的緣故。

相對的，所謂「續發性免疫不全症候群」，則是由於出生後受到外界環境的影響，或罹患某種疾病而導致免疫機能低下。癌症、結核、梅毒、黴菌感染都會使免疫力降低。此外，風疹、麻疹、水痘、流行性感冒、肝炎等傳染病也都會導致免疫力低落。

中年人，平時營養調配不當，像蛋白質不足、鋅、硒、鍺、錳、銅、鐵等微量礦物質欠缺，膽固醇過高、血脂過高、糖尿病等病症，都是導致續發性免疫不全的原因。甚至於高齡的健康長者，也會因為年齡增加而逐漸降低了免疫功能，諸如老年人一旦感冒就容易罹患肺炎，或是年紀大時，就較容易罹患癌症等。

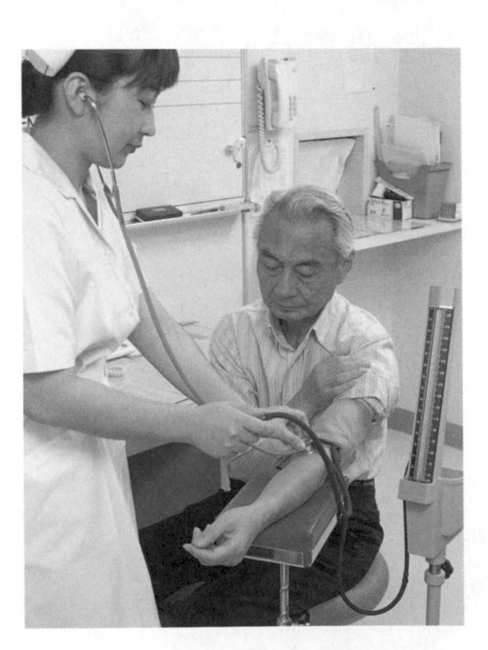

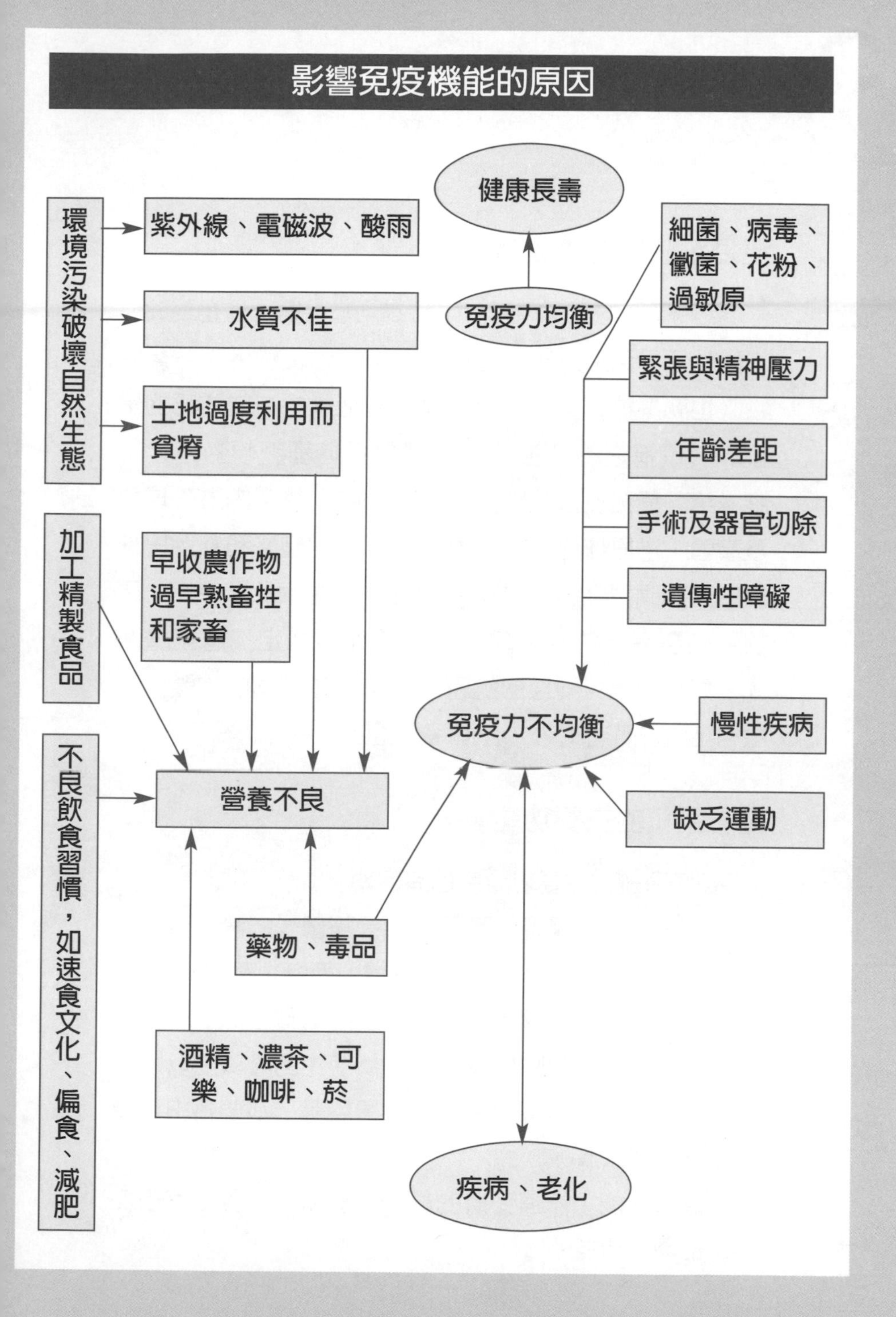
影響免疫機能的原因
健康長壽
免疫力均衡
環境污染破壞自然生態
紫外線、電磁波、酸雨
水質不佳
土地過度利用而貧瘠
加工精製食品
早收農作物過早熟畜牲和家畜
不良飲食習慣，如速食文化、偏食、減肥
營養不良
藥物、毒品
酒精、濃茶、可樂、咖啡、菸
細菌、病毒、黴菌、花粉、過敏原
緊張與精神壓力
年齡差距
手術及器官切除
遺傳性障礙
免疫力不均衡
慢性疾病
缺乏運動
疾病、老化

免疫系統的主要機制

免疫系統的主要機制，可分為兩種。第一種是屬於非特異性反應免疫系統，此種系統會把入侵的外來各類異物（也就是抗原）消滅掉，其中包括屬於白血球類的單核球（或稱之為顆粒球）和屬於吞噬細胞類的巨噬細胞。第二種免疫系統則具有專一的特異性，由淋巴球負責掌管，淋巴球可分為 T 淋巴球（T 細胞）和 B 淋巴球（B 細胞）兩大類，其中尤以 B 淋巴球能根據該特定抗原的特性製造出特殊抗體，並可將此種特定抗體記憶起來，如果再遇見同樣的抗原，就會產生相同的抗體與抗原相結合進而消滅它，以確保人體健康。

免疫系統的主要功能

免疫系統的主要功能包括有四類：

（一）保護功能：保護人體免於遭受細菌、病毒、黴菌、原生物及過敏原等物質的入侵，而發生疾病。

（二）攻擊功能：消滅特殊危及人體的各類病原體。

（三）清除功能：新陳代謝過程中所產生的廢棄物以及老死細胞，和與抗體結合的抗原體等，都要藉由免疫細胞加以清除。

（四）修復功能：修補受損的細胞，重新恢復各器官組織的原有功能。

免疫系統是人體健康的保護傘

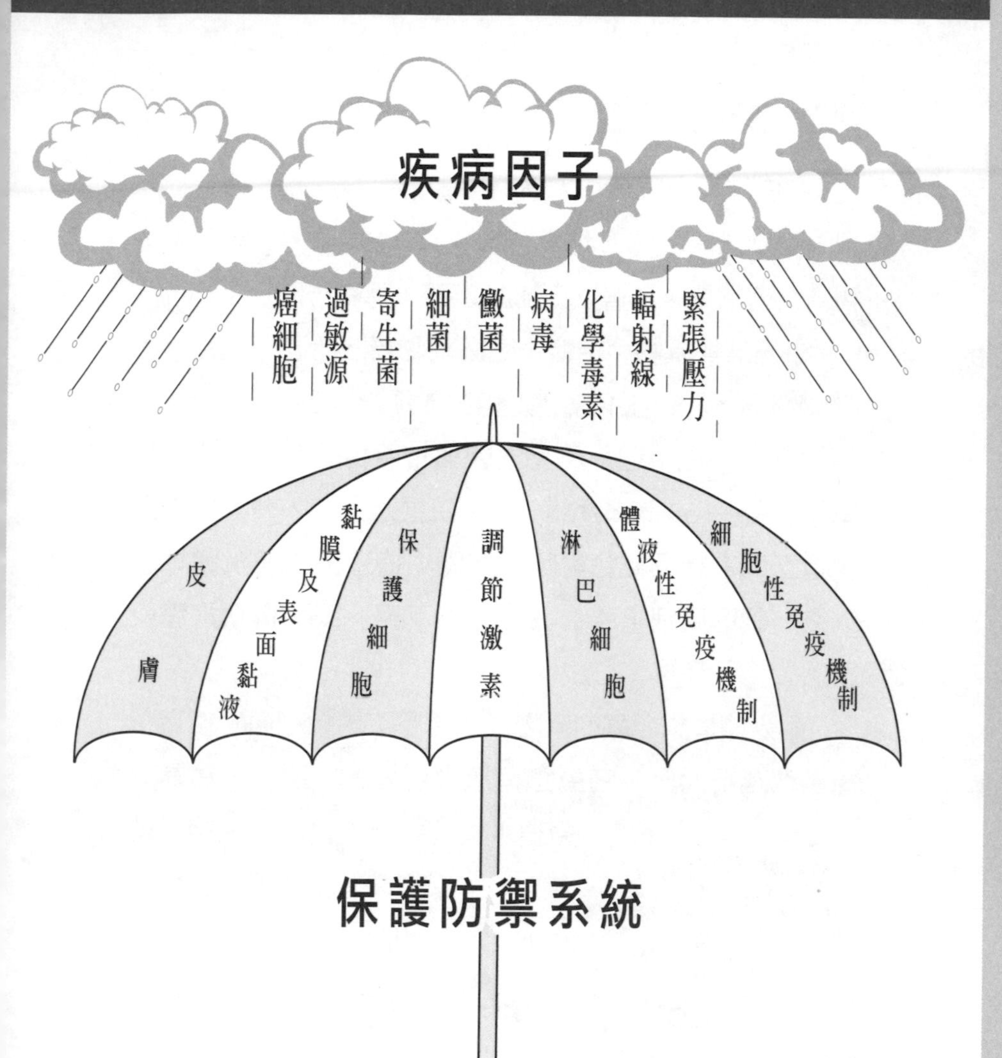

資料來源：Nutrition and Immunlolgy, PP2, 1988

何謂抗原抗體反應？

白血球和淋巴球在人體內不斷地巡察身體各細胞的狀況，識別自體的物質和非自體物質（異物），一旦發現異物或有害物質，就會立刻加以攻擊，將其排除。

淋巴球與異物相結合，使得異物無法活動。此種經由身體外部侵入的不屬於自身的異物，稱為「抗原」（Antigen），由淋巴球所產生能與抗原相結合的物質則稱為「抗體」（antibody）。一旦有抗原入侵，人體則會立即製造出與之相互結合對應的抗體。這種抗原與抗體結合成為一體的反應，就稱為「免疫反應」或「抗原抗體反應」。

對人體構成傷害的異物（抗原）不單指細菌、病毒、黴菌或花粉而已，它更含有無數種因子。所以，每當有各種不同的抗原入侵時，人體內就必須製造出各種能夠與之相應相結合的抗體，才能達到消除異物的功能。也就是說當身體一旦受到外來有害物質侵略時，就會啓動免疫系統，產生免疫反

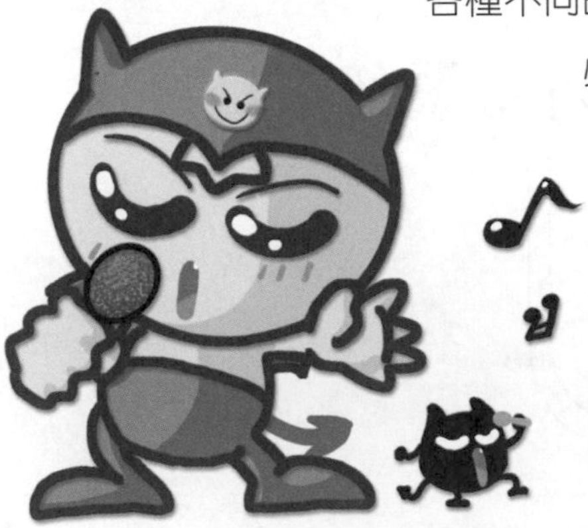

應。此時淋巴球細胞中的 B 淋巴球，會因有外來抗原的刺激而產生適當的抗體，並作出適當的反擊動作。也就是說，抗體的主要任務就是反擊對抗入侵的抗原，使得它們無法擴大生存，以保人體細胞的健全。

抗體的功能

抗體是免疫系統不可缺少的成員，它是由 B 淋巴球所產生的物質，能產生「免疫球蛋白」(Immunoglobulin)。當抗體與抗原相結合後，此種結合體就會一起被吞噬細胞吃掉，而達到殲滅病原菌的作用。

抗體是由「球蛋白」的蛋白質形成的。由於蛋白質是由多個氨基酸相互結合而組成的，所以抗體的種類幾乎可以說是無窮盡的。在免疫機制中的球蛋白中包括有 α 球蛋白、β 球蛋白和 γ 球蛋白，其中又以 γ 球蛋白在免疫機制中最為重要。

γ 球蛋白又稱為「丙種球蛋白」。到目前為止，發現 γ 球蛋白有五種形式，包括免疫球蛋白M（IgM）、免疫球蛋白D（IgD）、免疫球蛋白G（IgG）、免疫球蛋白E（IgE）和免疫球蛋白A（IgA）五個種類。其中又以IgG佔有75%～80%的數目，是主要具有調理功能的免疫球蛋白。

免疫調節因子含有多項免疫協調功能

在抗原抗體反應的過程中，免疫調節因子能調節細胞的生長和各種細胞之間相互的協調。免疫調節因子包括有細胞動力素（Cytokine）、白細胞介素（Lnter leukin；IL）、干擾素（Interferon）、癌症壞死因子（Tumor Necrosis Factor；TNF）、集落刺激因子（Colony Stimulating Factor；CSF）、生長因數（Growth Factor；GF）、化學動力素（Chemokine）、單核動力素（Monokines）、淋巴毒素（Lymphotoxins）、淋巴動力素（Lymphokines）、白血球動力素（Leucokines）等。

細胞動力素在免疫反應過程中協調各細胞之間的相互作用，並調節細胞的生長與分化。當人體遭受到外來異物刺激時，T 細胞、B 細胞及巨噬細胞等就能合成細胞動力素。細胞動力素是一個總稱，它來自於各種不同的活化細胞，其中包括淋巴球細胞、吞噬細胞及白血球細胞等。

來自不同種類的細胞動力素其功能亦有不同，而且只需要微量就可產生作用。同一種細胞動力素可以有數種不同的功能，但是也有不同種類的細胞動力素有相同的功能。細胞動力素是一群多能性的生物分子，它們可以調節與控管人體的防禦系統，在免疫機制上非常重要。

人體需要多種器官共同形成免疫系統

人體免疫系統的結構是非常複雜並且相互關聯的。其主要的器官組織包括有骨髓、胸腺、淋巴結、淋巴液、脾臟、扁桃腺、盲腸、皮膚以及其他各種腺體。集合上面各類器官組織，人體體內就形成了重重關卡，用來防堵入侵的各種有害人體的物質，其中包括細菌、病毒和化學物質等病原體。

構成免疫系統的細胞組織及其他各類物質

人體的免疫機能是整合由先天性及後天性的免疫能力而組成的，並且發揮其保護防禦作用，以阻擋外界異物入侵體內細胞，免除人體遭受到傷害。免疫系統的成員相當複雜，同時彼此之間，各有相通的關聯性和互補性。人體的免疫系統主要防線，大致包括有第一道防線和第二道防線的共同組合。第一道防線主要是防止外界異物也就是病原體入侵體內，當第一道防線失守被病原物侵入後，免疫系統則進入第二道防線，開始正式和病原體作戰，藉用各免疫細胞和免疫物質來消滅入侵的異物病原體。第二道的免疫作用可以說是免疫系統的軸心組織，是提供人體免疫力的最重要組織系統。下面以圖表的方式簡易說明各種構成免疫系統的細胞組織和其他

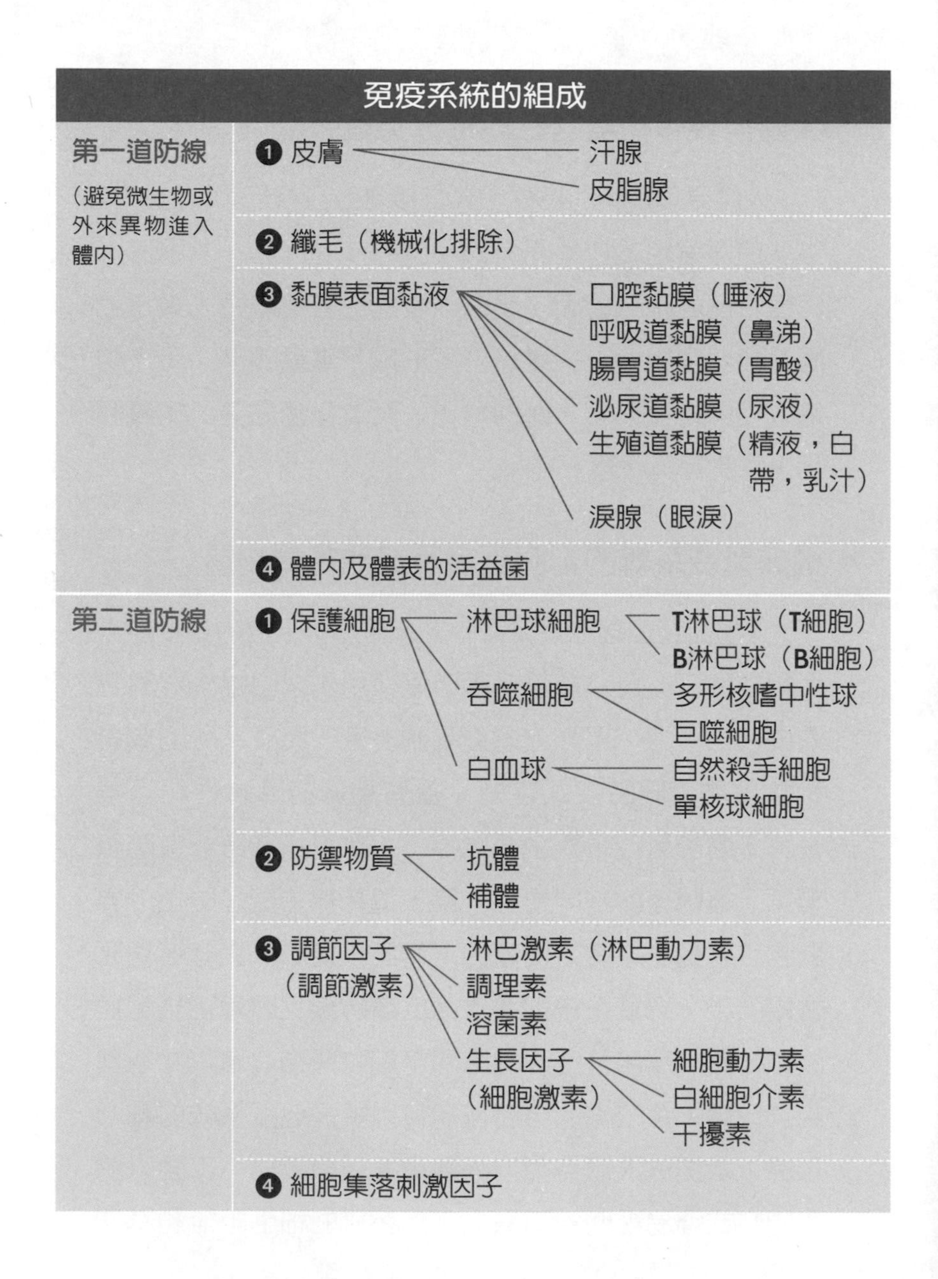

免疫系統的組成			
第一道防線 （避免微生物或外來異物進入體內）	❶ 皮膚	汗腺	
		皮脂腺	
	❷ 纖毛（機械化排除）		
	❸ 黏膜表面黏液	口腔黏膜（唾液）	
		呼吸道黏膜（鼻涕）	
		腸胃道黏膜（胃酸）	
		泌尿道黏膜（尿液）	
		生殖道黏膜（精液，白帶，乳汁）	
		淚腺（眼淚）	
	❹ 體內及體表的活益菌		
第二道防線	❶ 保護細胞	淋巴球細胞	T淋巴球（T細胞）
			B淋巴球（B細胞）
		吞噬細胞	多形核嗜中性球
			巨噬細胞
		白血球	自然殺手細胞
			單核球細胞
	❷ 防禦物質	抗體	
		補體	
	❸ 調節因子（調節激素）	淋巴激素（淋巴動力素）	
		調理素	
		溶菌素	
		生長因子（細胞激素）	細胞動力素
			白細胞介素
			干擾素
	❹ 細胞集落刺激因子		

各種物質，並將最常提及的各類名詞加以扼要說明。

T 淋巴球（T 細胞）：

細胞免疫系統，主要由胸腺所產生的 T 細胞來負責。T 細胞成熟後，會由胸腺移轉至血液。若遇到異物，就會很快的產生殺手 T 細胞（Killer T cells），殺手 T 細胞有如軍隊中的狙擊兵，鎖定目標後立刻出擊消滅敵人。同時，T 細胞會產生輔助 T 細胞（Helper T cells）和抑制 T 細胞（Suppressor T cells）等以迎戰消滅入侵者。輔助 T 細胞如以軍隊編制法形容，它是聯絡員，負責呼喚殺手細胞來攻殺敵人（細菌、病毒等病原體），而抑制 T 細胞則為監督員，當敵軍全部倒下之後，抑制 T 細胞就會發出攻擊完畢，停止作戰的訊號。

B 淋巴球（B 細胞）：

在胎兒期 B 細胞會在肝臟和脾臟內分化，在成人時則轉至骨髓內分化。當身體一旦遭受到外來抗原的刺激時，某些特定的 B 細胞就會轉變成漿細胞（plasma cell），然後透過這些漿細胞產生抗體，也就是所謂的「免疫球蛋白」。

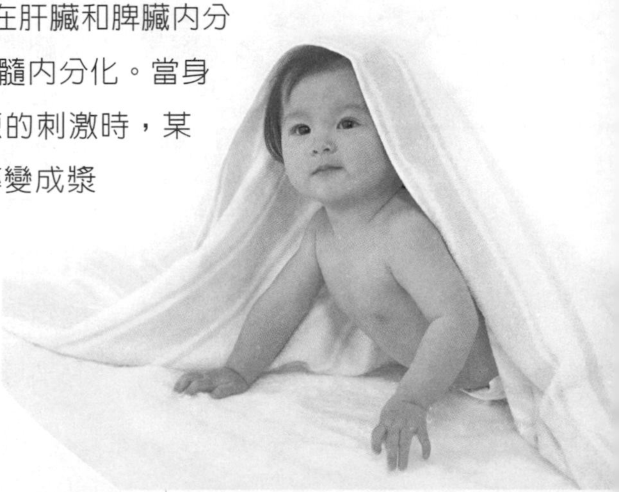

它是一種類似抗體的蛋白質，能與抗原結合。在軍隊編制中有如飛彈製造者，但是其所設計的飛彈，只針對特定的敵人射擊，頗重專一性。

多核性嗜中性球：

含有一種類似抗體的球體蛋白質，能與抗原菌結合，加以消滅病原。

巨噬細胞：

吞噬細胞（phagocytic cells）中的巨噬細胞（macrophages）有如軍隊中的情報員，當它把敵人吞食消滅後，還會負責把敵人的種類告知同伴，使同伴以後能辨認敵方。巨噬細胞是一種全身都能發現的巨型細胞，特別是出現在脾臟內，其主要的功能是消化其他的物質，包括衰老的紅血球細胞等，在免疫功能上具有相當的重要性。

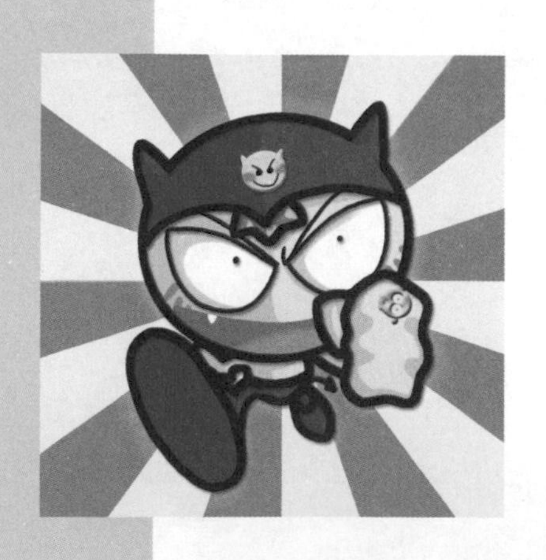

自然殺手細胞（NK細胞）：

自然殺手細胞是在軍方沒有提供情報的狀況下，就出動的特種部隊。其任務是攻擊所有可疑的敵人，因此它無法提供抗原和抗體的資訊。

單核球細胞（顆粒球）：

在軍隊分制上有如化學攻擊兵，其任務是在緊急的時候噴灑殺菌劑，不但是針對敵人，就連同伴也會遭受到波及。

免疫調節因子（免疫輔助因子；調節激素）：

免疫系統中不可少的成員，其任務和抗體不同。免疫調節因子的主要任務是負責聯絡，一旦它發現人體受到有害異物入侵時，就將此訊息立刻傳送至負責保護的細胞，使它們能適時發動反擊，來保護人體正常細胞。

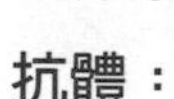

抗體：

人體免疫系統經由抗原體的刺激，而製造出對各類抗原體產生專一性的攻擊與防禦的各種物質的總稱。

補體（complement）：

在免疫機能中是不可缺的物質。當抗體辨識到有害身體的異物（抗原）時，補體就負責傳遞並活化各種細胞，開始進行一連串的連鎖反應，以溶解抗原抗體結合的複合體。補體更能附著於細菌等抗原上，藉以提升巨噬細胞的吞食功能。

調理素（opsonin）：

存在於血清中的一種物質，能吸附細菌與其他顆粒，並且能促進吞噬作用和啓動特殊抗體的功能。

細胞集落刺激因子（CSF）：

是一組功能很強的骨骼造血細胞增殖因子，能刺激粒系母細胞的增殖和分化，並能增強成熟粒細胞的功能。當化膿性細菌或毒素侵入人體時，CSF在血清或體液中的含量會迅速升高；當感染得到控制之後，CSF的含量就會下降。所以如果CSF檢測呈陽性反應，則顯示出人體遭受到細菌或毒物感染。

生長因子：

調控細胞增殖、運動、收縮、分化的作用，以及調節各組織間的生理機能。

淋巴激素：

又稱淋巴動力素，能活化殺手細胞的功能。

溶菌素：

提升免疫細胞及各類激素對外來細菌及各種抗原體的抵擋功能。

人體免疫力的來源

人體的免疫力可分為與生俱來的先天性免疫力（Innate Immunity）與後天接觸周遭環境後產生的後天免疫力（Acquired Immunity）。先天的免疫力是出生時就已經帶有的免疫力，這與父母親的遺傳基因有相關性，也就是出生前就決定的體質遺傳，但先天性的免疫力是非常有限的。人體主要的免疫力，是來自於後天性的獲得。

後天性的免疫力又可分為在一般生活環境中非刻意所得到的「自然性後天免疫力」和「人為性後天免疫力」兩大類。當人體遭到細菌或病毒等病原感染而發病，等病好後就產生對該疾病的免疫力，則為自然性的主動免疫。如果是嬰兒透過吸食母親乳汁而獲得抗體與免疫力，則為自然性的被動免疫力。

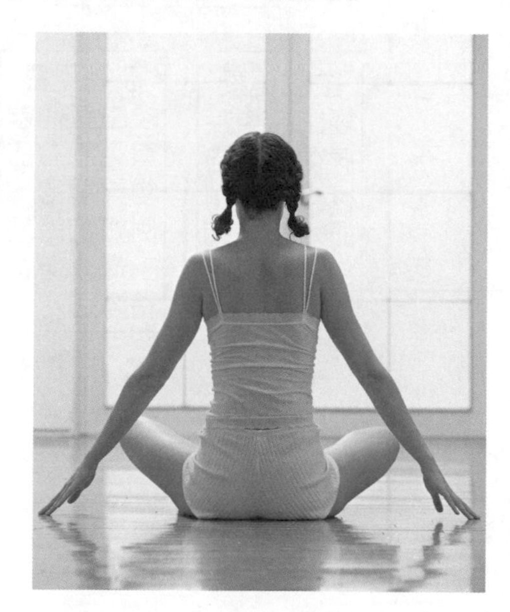

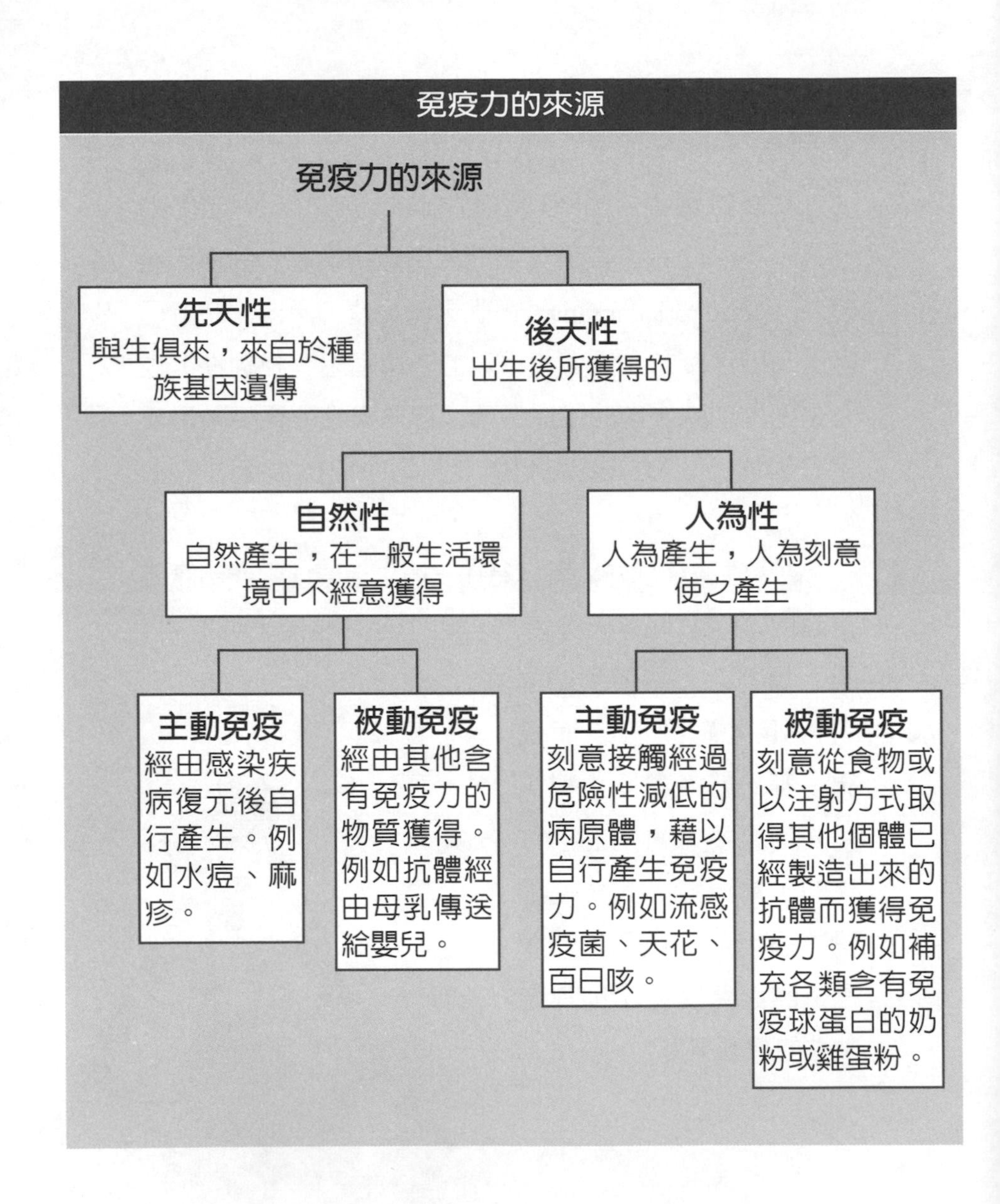

免疫力的來源
免疫力的來源
先天性
與生俱來，來自於種族基因遺傳
後天性
出生後所獲得的
自然性
自然產生，在一般生活環境中不經意獲得
人為性
人為產生，人為刻意使之產生
主動免疫
經由感染疾病復元後自行產生。例如水痘、麻疹。
被動免疫
經由其他含有免疫力的物質獲得。例如抗體經由母乳傳送給嬰兒。
主動免疫
刻意接觸經過危險性減低的病原體，藉以自行產生免疫力。例如流感疫菌、天花、百日咳。
被動免疫
刻意從食物或以注射方式取得其他個體已經製造出來的抗體而獲得免疫力。例如補充各類含有免疫球蛋白的奶粉或雞蛋粉。

相對於自然性的免疫力則為人為性的免疫力，顧名思義，人為性的免疫力要透過人為的刻意行為產生，這是現代醫學最為著重的增進免疫力以抵抗疾病的方法。以人為方法所產生的免疫力，也分為主動和被動兩種形式，刻意讓人體接觸到微弱的病原體而產生抵抗力，因而對該特定的疾病產生免疫力，例如注射流感疫苗就是人為性的主動免疫，要實行此法的先決條件就是被接觸病原體的自身要很健康，能夠承受微弱病原體的攻擊，否則所產生的抗力將不足以對抗注入的病原而生病。這就是為什麼有許多疫苗在注射時，人體一定要在健康無病的狀態下才能施打。

相反的，被動性免疫方法就沒有任何限制，因為它是讓人體直接獲得來自於其他個體已經製成的抗體，例如直接補充免疫蛋粉而獲得免疫球蛋白和其他抗體，使人體免於疾病，就是人為性被動免疫力的最佳範例。

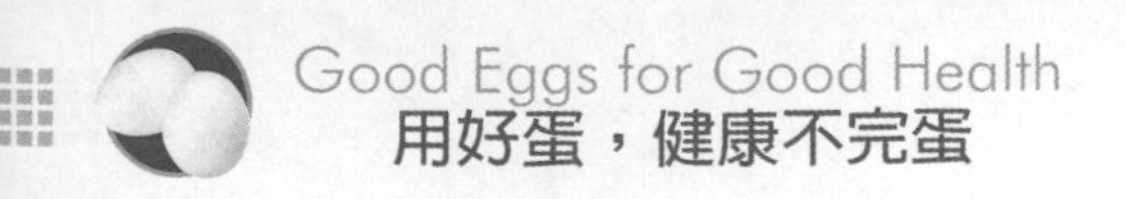

雞與人三億年前基因相近曾是一家親

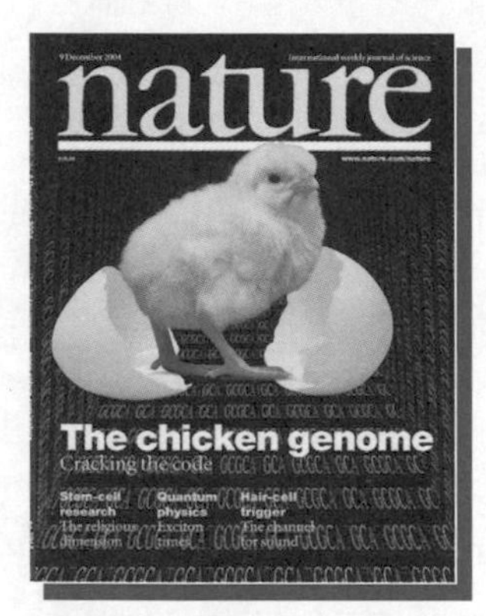

英國科學期刊「自然」（nature）之封面〔雞的基因〕

根據西元2003年英國科學期刊「自然」（Nature）之報導，來自於歐洲、北美洲、亞洲三大洲的一百七十多位科學家合力完成原雞（紅原雞）所有的兩萬個到兩萬三千個基因，發現其數目與人類的兩萬個到兩萬五千個相近。

研究人員指出，負責原雞蛋白質合成的基因，約有60%可以在人類身上找到對等的基因。根據演算，鳥類、人類和其他脊椎動物，在恐龍尚未出現的約三億一千萬年前的石炭紀曾有過共同的祖先。

科學家將利用雞的基因圖來研究與人類疾病有關的基因突變。人類和雞仍擁有某些共同的基因序列，由於一些基因在演化過程中遭到淘汰，因此也產生出彼此相異

動物進化過程

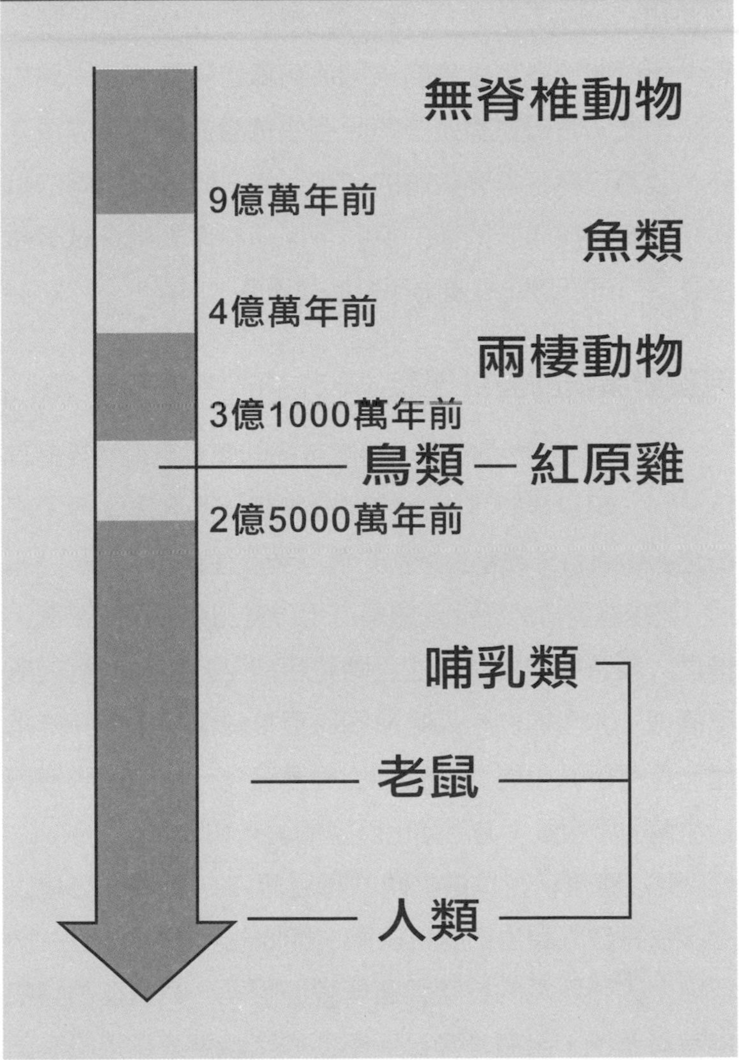

無脊椎動物

9億萬年前

魚類

4億萬年前

兩棲動物

3億1000萬年前

鳥類 — 紅原雞

2億5000萬年前

哺乳類

老鼠

人類

的基因結構，但是仍擁有60%的活躍基因相近，以基因染色體的組成而言，人類和雞的關係比人與老鼠更相近。所以能使雞隻生病的病菌或病毒也可能會使人類生病，因此，當母雞對這些病原產生抗體並轉移至雞蛋中時，我們只需吃含有抗體的雞蛋，使人體獲得相同的抗體，就有助於預防同樣的疾病。目前科學家們正試著藉由雞蛋的免疫功能來預防與控制禽流感。

免疫雞蛋粉的設計理念

雞和哺乳動物都能利用胎盤或初乳傳遞免疫物質給其下一代，母雞能將其強化的免疫物質分泌到雞蛋裡，使孵出的小雞對外界產生抵抗力而不致於生病。

免疫雞蛋粉的設計理念是運用母雞的免疫系統機制，提供人類特殊的抗體，並且將雞蛋的全方位及豐富的營養價值，完全提供給人體。同時免疫雞蛋粉中的特殊抗體，還可以減少腸道內有害的細菌叢生，以調節腸道內活益菌的繁殖量，進而強化腸道的消化和吸收功能。

免疫雞蛋粉在提供抗體的母雞體內，接種有26種以上容易導致人類生病的抗原菌，因此相對的可以產生26種以上人體所需的抗體和遺傳輔助因子。其實在菌類的相互影響下，免疫雞蛋粉所產生的抗體更遠超過原有的

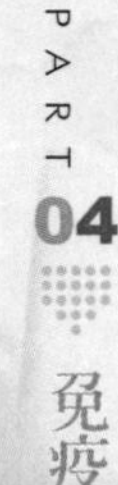

26種。免疫雞蛋粉所產生的抗體，是一般普通雞蛋的兩百倍至五百倍，不但可以有效的防止病菌、病毒等入侵人體而造成疾病，同時又沒有任何副作用，是一種維護健康的天然食物。

免疫雞蛋能提供均衡的免疫機能

免疫雞蛋除了含有26種以上特定的抗體外，更含有各種抗氧化物質，可以使各種免疫細胞和免疫物質正常運作，其中所含的維生素A、維生素E以及β－胡蘿蔔素和微量礦物質硒、鋅、鍺、硫、銅、錳、鐵、鉻、鉬；以及色氨酸、精氨酸和其他各種氨基酸相互配合，能即時增加人體細胞的免疫力，來對抗外來病原體如細菌或病毒的侵入。同時又提供適當的養分，來增進體力，所以免疫雞蛋在「免疫營養」上是全方位性的保健食物，它能提供真正均衡的免疫機能。

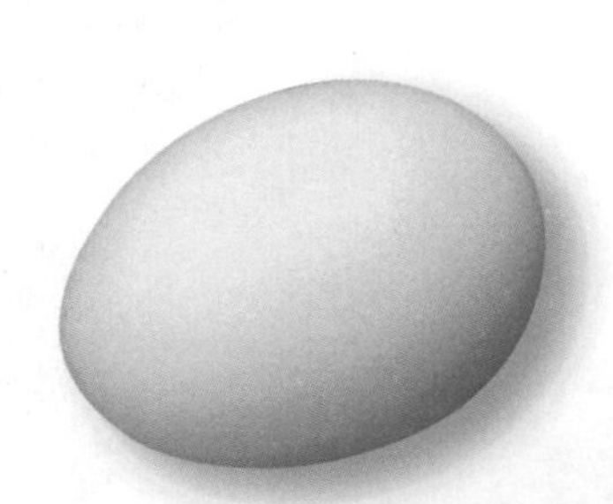

免疫雞蛋雖然能顯著的幫助人體的免疫機能，但是免疫雞蛋並不會無限制的增加或是抑制人體的免疫力。免疫雞蛋是支援人體自身的免疫系統，它可以由人體自行選擇所需要的免疫因數，藉以增加或減少人體自體免疫的機轉。

免疫雞蛋粉中含有「免疫蛋黃體」

早在十九世紀末就有科學家發現母雞可以藉由蛋黃將免疫力傳給小雞。在更新的實驗中發現母雞對各種病原例如細菌、病毒、蛋白質類等都具有免疫力，並且可產生抗體，同時這種抗體能移存至蛋黃中。新近的生物技術已經能透過高科技製造過程，從蛋黃中精製出特殊抗體，即為市面所稱的「IgY免疫蛋黃體」。

科學家在鳥類的血液中發現到IgG、IgA和IgM三種免疫球蛋白。母雞在細胞分裂生產雞卵的過程中，會將免疫球蛋白轉移到雞蛋中，母雞會將其中的免疫球蛋白IgA和IgM在輸卵管中與其他的蛋白質結合而構成蛋白的一部分。而在雞卵成熟期則會將免疫球蛋白中的IgG經由蛋黃膜轉移至蛋黃中。因為蛋黃中的IgG與哺乳類的IgG在結構上稍有差異，因而稱為IgY，而實際上免疫蛋黃體中的IgY的功能與人類的IgA和IgE類似，其抗體的主要功能就是協助人體的防衛系統，使人體免於感染疾病。

一般母乳中含有豐富的免疫球蛋白，也就是含有許多能抵抗病菌的抗體，但是這些抗體會因為煮沸高溫或是過於冷凍的低溫而變質，因而失去活性並降低了對嬰兒的保護作用。用免疫蛋黃體IgY則可彌補母乳中抗體的缺失，以確保嬰兒的健康。

你不能不知道

免疫雞蛋粉對人體的主要功能

1 含有至少26種的抗體，強化人體的抵抗力。
2. 調節人體的自體免疫反應。
3. 含有天然的抗發炎因子，改善關節炎的腫痛。
4. 蛋黃抗體IgY能抑制幽門桿菌附著於腸部，以防治腸胃道發炎及感染性胃腸疾病；並能預防輪狀病毒引起的腹瀉；保護腸胃道免於藥物造成的損害；改善胃腸潰瘍的症狀。
5. 大量IgY可以阻斷過敏原與IgE結合，改善過敏問題。
6. 增加高密度膽固醇，也就是好膽固醇的比例，促進人體循環系統，抑制血小板凝集，防止動脈硬化，減少罹患心血管疾病的發生率。
7. 活化肺小泡巨噬細胞並強化消炎作用，改善肺炎、肺結核等肺部問題。
8. 抗體能中和細菌產生的毒素，尤其是乳酸，並有消炎作用，可預防蛀牙和牙周病。
9. 改善體質並具殺菌功能，可以改善發炎性粉刺及體臭等問題。
10. 提供人體所需的營養素，並補充完整性蛋白質，增進精力和元氣。

蛋黃抗體是蛋之主要抗體

母雞經由其卵巢上皮細胞組織，可將血液中的抗體IgY直接移行到蛋黃中，以使雛雞在本身的免疫系統還沒有發育完全時，可以獲得立即性的全身免疫，這種抗體被稱為「移行抗體」。雛雞因為獲得了移行抗體IgY所以能對周圍的細菌、病毒或其他異物的入侵產生抵抗能力，免除疾病的產生。

現代科學的技術已經能應用這種移行抗體的功能，以各種抗原例如細菌、病毒、蛋白質等，對蛋雞進行免疫接種，如此即可獲得與抗原具有相對專一性的蛋黃抗體（IgY）。再以口服被動免疫的方式，可以達到預防某些特殊疾病的效果。每公克蛋黃中約含有9至25毫克（mg）的蛋黃抗體，因此每隻蛋雞平均每年可生產30公克至90公克的蛋黃抗體。

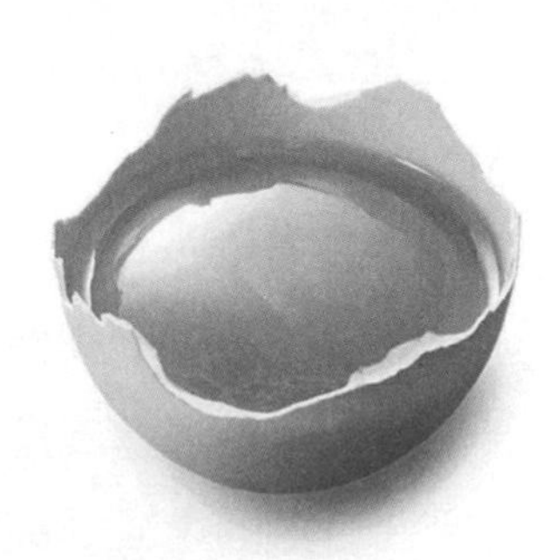

免疫蛋VS.禽流感

迎擊禽流感需要有健全的免疫機能

迎擊禽流感首先需要平衡自身的免疫功能。免疫雞蛋來自於具有高免疫力的雞隻，是對抗禽流感不可缺少的機能性食品。

禽流感（Avian Influenza）是禽鳥類所患的A型病毒性流行感冒，它是一種能敗壞呼吸系統的傳染病，禽鳥類感染後之死亡率甚高。一旦人類染患禽流感後的致死率可能要比非典SARS高出十倍，因此引起全球恐慌。其實禽流感只是感冒病毒的突變種，如果做好自身的防禦機制，使病毒無法入侵體內；或是不幸感染到病毒，人體自身的免疫系統若健全，病情也不會太嚴重。

引發禽流感的病毒一般有兩種形式，包括有高病原性（highly pathogenic AI）如H5N1型，另一種形式為低病原性（low pathogenic AI）如H5N2型。其中以高病原性禽流感最為嚴重，傳染性很強。世界衛生組織指出，高病原性禽流感可透過禽鳥類傳染給人類，而且這種病毒很容易進行基因重組而突變成「人傳人」的禽流感病毒，其威力可能比SARS更危險。當人類感染上禽流感後，潛伏期約為一星期，早期症狀和其他的流行感冒相似，主要表現為發高燒、流涕鼻塞、喉痛咳嗽、頭痛、全身肌肉酸痛，部分患者可能產生噁心、腹痛腹瀉、結膜炎等現象，嚴重時會導致肺炎、急性呼吸窘迫綜合症、腎衰竭等多種併發症而死亡。

預防禽流感的最好方式，除了要做好個人衛生外，就是要具有自體抵抗病毒的免疫機制。人體具有多種免疫細胞來封殺入侵的細菌和病毒等致病原，但是當免疫系統過度反應時也會誤傷到正常細胞，或是免疫機能太強，和病毒等病原體作用過於激烈，而使病情反應過強，而傷害到原本正常的組織細胞。以前感染到SARS的病患中，就有抵抗力強的年輕人因為免疫細胞過強而傷及肺部的正常細胞，導致肺細胞嚴重纖維化。至於抵抗力較弱的幼童和老年人，反而在病癒後的後遺症較輕。因此預防禽流感，並不是一味的提高免疫力，而是要有效地使免疫功能達到適度的平衡點，免疫力過強或過弱都不利於健康。

免疫蛋在禽流感流行期具有緊急預防功能

高免疫蛋含有26種以上的抗體和多種免疫調節因

子，對細菌性和病毒性疾病都能有效地控制，並且對發炎和過敏及自體免疫疾病都有幫助，兼具平衡免疫系統和抗發炎的功能。食用免疫蛋是一種被動式的免疫，所以食用後就能立刻產生免疫的功能，而不像注射疫苗需要至少數星期才能產生免疫力，或是因為被注射者的體質因素而受到抑制，造成效果有限，遠不如免疫蛋效果快速，不受體質影響進而產生直接的效用。雞蛋含有濃縮的營養物質和免疫因子，而且雞與人類的基因有六成以上的相似度，因此科學家經常利用雞隻來製造各種人類的疫菌，例如常用的流感疫苗就是利用雞蛋製作的。

在禽流感風雨欲來之際，不必過於恐慌，其實禽流感病毒對乙醚、氯仿、丙酮等有機溶劑、紫外線、高溫等都很敏感，只要加熱到56℃三小時或100℃一分鐘就能有效地消滅病毒。所以只要將雞肉、雞蛋等食品確實煮熟，在安全上是絕無問題的。

雞蛋本身就是一種完整的營養品，高免疫蛋除了能提供人體所需的免疫物質外，同時也提供了諸如氨基酸、礦物質、維生素、脂質等必要養分，讓不同體質的個人，自行選擇所需要的元素來建構自身的免疫系統，以達到免疫力均衡運作正常的目的。在禽流感流行之際，免疫蛋正是預防保健的優良食品。

完整雞蛋的抗體最符合現代人的需求

處理雞蛋抗體需要特殊的技術，接種到抗原並產生抗體的母雞所生下的蛋，其蛋中的免疫機能，需要良好的環境配合特殊的技術才能保存而不致破壞流失。雞蛋在不同的加工處理條件下，其抗體會表現出不同的安全性。例如在平常室溫下以強酸pH2.73處理殼蛋48小時後，則蛋黃中的抗體 IgY幾乎喪失了99%。如果以4.2%（w/v）的氫氧化鈉處理殼蛋14天，或以飽和食鹽水處理殼蛋28天，則可保留24%到33%蛋黃中的 IgY。如果以16%（v/v）的酒精處理4天則大約可保存 IgY至47%。又如果使蛋黃中心溫度低於70℃，則依加熱時間的長短可保存 IgY 21%至81%。

但是這些技術尚在實驗階段，如想保全蛋黃抗體的完整性，則需要投資較多，在良好的環境與控管下處理才能保存蛋中的免疫機能。由於至今尚未能研究開發出一種既符合經濟效益又可大量純化蛋黃免疫體的方法，因此直接食用含有專一性抗體的完整雞蛋，不但可以達到口服被動免疫的效果，同時也可節省分離純化的費用，而且蛋清中也含有免疫抗體的蛋白質。在良好設備下，以技術專業化的方式，將整個免疫雞蛋以低溫乾燥法處理，所獲得的抗體完整之免疫雞蛋粉最具經濟價值，也最符合現代人的需要。

免疫雞蛋粉比牛初乳奶粉更好吸收

就如人乳可將抗體轉移給嬰兒一樣，哺乳類動物亦可將母體中的免疫抗體藉由乳汁傳送給幼兒。牛類也同樣可以透過牛乳的方式來傳遞，尤其是在母牛生產後72小時內所分泌的乳汁，含有最高量的抗體和保護因子，而在其生產後的四個月內其乳汁也含有高量的抗體，以保護早期犢牛的健康。

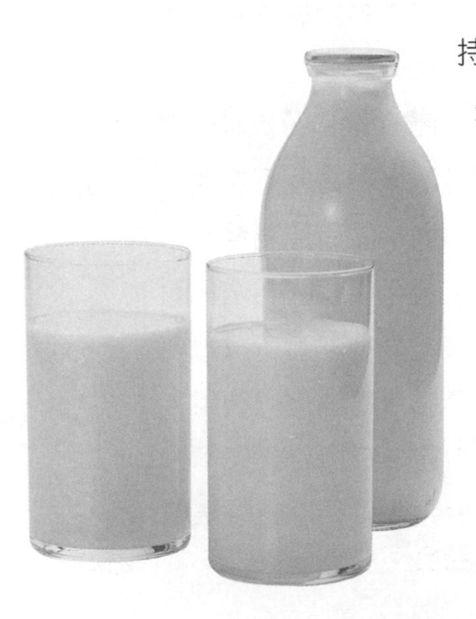

但是因為母牛每次泌乳至少要持續四個月，因此牛乳的抗體濃度遠不如將所有抗體和養分一次全部濃縮起來的禽鳥類之蛋。也正因為這樣，蛋裡面所含抗體和調節因子的濃度，遠比牛初乳中所含的濃度要高出許多。況且東方人對乳糖不適應的機率很高，飲用免疫初乳牛奶粉可能會造成腹瀉，而使抗體和營養物質不能完全被吸收。

同時，雞蛋的成本低廉，生產量大，在每1枚蛋黃中平均含有100毫克（mg）的 IgY免疫球蛋白。以產生免疫抗體與保護因子在相同單位中相比較下，雞蛋中的含量比牛初乳高出二十倍。更值得瞭解的是，雞蛋中的抗體比牛初乳抗體更能被人體吸收而有效的對抗疾病。

免疫雞蛋粉所顯現的「好轉反應」

大多數人並不願意容忍生病時的不舒服，因此想盡方法醫治，希望病痛能盡速消失。不過在還未完全瞭解疾病的內在原因或其潛在體內的危害因子之前，病痛只能算是暫時消失，並不等於痊癒。不舒服的自覺症狀正是顯示人體器官組織需要妥善照顧的危險警訊，一旦藉藥物抑制住這些自覺警訊，而又無法檢查出病因而及時加以修護時，反而容易病入膏肓而難以醫治。如果在這個階段才開始保養，則必須付出較大的代價，也就是需要更多的保養和為時較長的食療期。俗語說：「冰凍三尺，非一日之寒。」如果要讓這些久凍的厚冰溶解，自然也需要較長的時間。

依病情惡化的時間長短和病情隱匿的輕重而有不同的反應，這種反應是自然醫學上所謂的排毒期「好轉反應」，也就是中國醫學所稱的「瞑眩反應」。

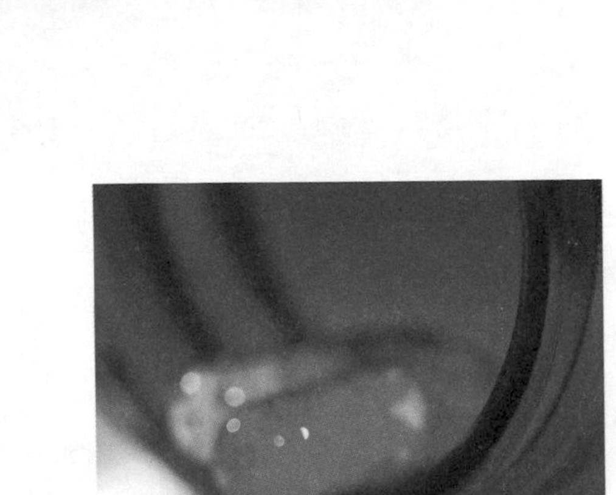

尚書記載：「若藥弗瞑眩，厥疾弗瘳。」所謂「瞑眩反應」，主要是當我們服用某種食物後，其對人體有益的物質開始改善體質，將廢物和毒素排出體外，在這段排毒過程中，有些時候身體會出現各種症狀及反應，有時這類反應很容易被誤認為「病情惡化」而令人緊張害怕。其實這種反應為時都很短，只要繼續服用，多半很快就會消失。當然，如果排毒反應為期過長或過於激烈時，就得減量服用，或是請教醫師。

體內毒素的沉積，是造成慢性病的最大原因。滯留在肝臟的毒素會造成肝硬化、脂肪肝甚至肝癌。毒素滯留在胸腔，輕則引發肺氣腫、多痰、氣喘，重則罹患肺癌。毒素滯留在血管內，導致血管硬化、血壓增高，重則導致心臟病或腦溢血、中風；毒素滯留在消化道，則引起消化不良、便祕或腹瀉、腸胃病等；毒素滯留在各類器官組織中，導致各類器官病變，諸如子宮瘤、腎結石、膽結石、骨刺等，因此身體健康之根本在於去除毒素。

一般人身體一旦不適就立刻服藥，也許不適症狀暫時消失，但還會以其他型態出現。免疫雞蛋粉是依靠人體本身的「自然治癒功能」，將導致身體不適的原因排除，也就是去除體內病痛的毒素，達到「不藥而癒」的自然健康法。

排毒期的不適，因個人體質以及排毒部位而有所不同。一般性的代謝功能失調，體液呈酸性的患者服用免疫雞蛋粉後，常會出現排便次數增加、尿色變濃、皮膚出疹或搔癢、多痰、咳嗽、喉嚨痛、失聲、流鼻涕、口臭、胃脹、放屁等現象。婦女經期不調者常會出現經期變長，經血變多，亦有少數會出現暫時性經血不來的反常現象。氣血不通的患者，初期服用時，可能因為須打通氣血凝滯不通的經絡部位，尤其是在曾經撞傷的部位，會出現各種痠痛現象，而使原有的傷痛處更為疼痛，但此種痠痛持續數日或數週後，就會逐漸消失。

慢性病患若要復元，則需要修補組織器官，或是細胞再生，所以在服用免疫蛋粉之初，可能會因大多數營養素和氧氣被轉去做修補組織器官、促進細胞再生的工作，因此會暫時感到疲倦、愛睏。人體經過了不同階段的排毒過程，也稱之為「瞑眩好轉反應」之「整建過程」，簡單稱之為「排毒現象」或「好轉反應」，或稱之為「復元期」，也就是裡病外化的生理作用。

開始服食免疫蛋粉的人，大約有15～30%的機率會感受到某種程度的排毒現象，因而使身體感到不適，但這只是短暫的好轉反應，通常為短短數日或長至數星期。當體內毒素排清後，身體的各類病痛會自然消失，身體重新恢復到應有的健康狀況。

免疫雞蛋粉在身體復元期的好轉反應現象	
症狀	反應現象
胃不適 胃潰瘍	胃熾熱，胸口悶，食慾不振，嘔吐，腹瀉。 潰瘍部位疼痛並有悶熱感，脹氣，打隔。
腸胃炎、消化不良	腹瀉，脹氣，多屁。
腎臟病	腎臟部位疼痛，臉部浮腫，手腳水腫，多尿，尿液顏色改變。
肝臟病、肝硬化、脂肪肝	噁心想吐，口臭，暈眩，皮膚癢，皮膚出疹，口乾舌燥，疲倦，愛睡，大便中夾有血絲或血塊。
酸性體質	睏倦，口乾舌燥，舌苔重，腸胃脹氣，多屁，尿有臭味。

糖尿病	皮膚出疹發癢，尿色濃，倦怠，手腳浮 腫。
高血壓	頭重暈眩持續一至二星期。
肺功能不佳	咳嗽，多痰，鼻涕黏液增多。
慢性支氣管炎	口乾，頭昏，咳嗽，多痰。
貧血	疲倦，身體無力。
痔瘡	大便時出血或有血絲。
心臟病	心跳加快，呼吸急促或不暢，情緒不穩。
青春痘、濕疹、皮膚過敏	初期會稍微增加，但幾天後就會消失，皮膚微癢。
鼻竇炎	鼻涕濃稠且量多。
痛風、風濕、關節炎、尿酸過多	患部更加疼痛，全身無力。
白血球過少	口乾，多夢，胃腸不適。
氣血淤滯	舊傷復發，胸口鬱悶。
頭痛	頭痛加劇，噁心想吐。
婦女病	經期短暫混亂（或早或晚），下體搔癢，經期大量出血或分泌物增加，亦有人經血減少。
青光眼、白內障、淚腺阻塞	眼屎過多，流眼淚。

註：以上各種現象，因各人體質而異，如果反應輕微，則可繼續安心服用，如果好轉反應過強，則應將服用量減少，並與醫生配合診療。

在此特別再次強調，服用免疫蛋粉後初期的「好轉反應」並不是副作用，但在好轉過程中的各類反應並不一定會按照正常順序出現，有的是同一段時間內，同時產生某些好轉反應，且呈現出反應程度及時間長短不一的好幾個波次。

如果各種反應症狀不很嚴重，可以放心繼續服用，但要多喝水，每天至少八大杯，以幫助清洗體內的毒素。

如在排毒期間感覺非常不適，可以將劑量減半服用。其實任一種食物對某些人都可能產生過敏現象，有任何不適，一定要立刻和你的醫生配合診斷。

好轉反應是人體邁向健康痊癒的一段過程。當人體要將體內毒素或病原逼出體外時，會產生某些類似病痛的外感反應，這些反應依據個人體質和需要癒合的組織器官不同，將產生不同的外在現象，當這些現象消失後，才能感受到真正康復的輕鬆和愉悅。

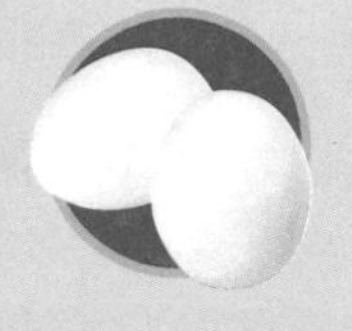

PART 05

免疫 雞蛋粉愛用者證言錄

免疫蛋粉是一種高科技的天然營養補充品，具有營養、健康與安全的特色，其保健功能也具有數以百計的科學實驗報告。使用者獲益良多，特爲節錄台灣愛用者食用後的好轉實例，與讀者分享。爲了保障個人隱私，經見證者同意不完全公佈姓名。

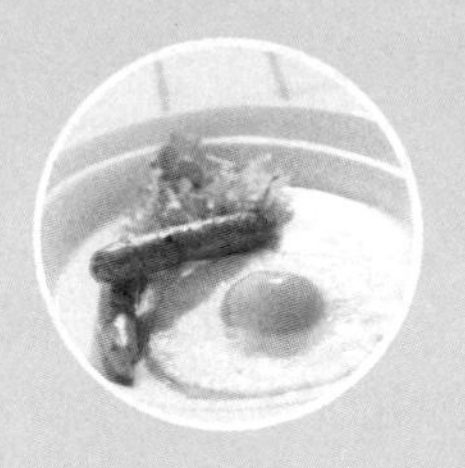

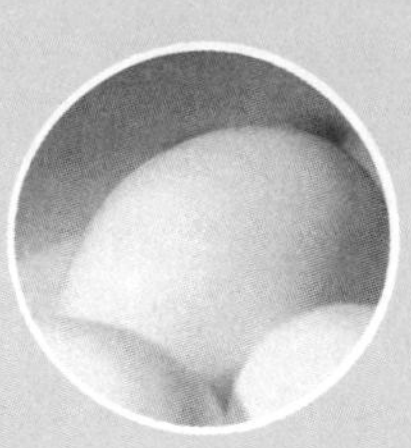

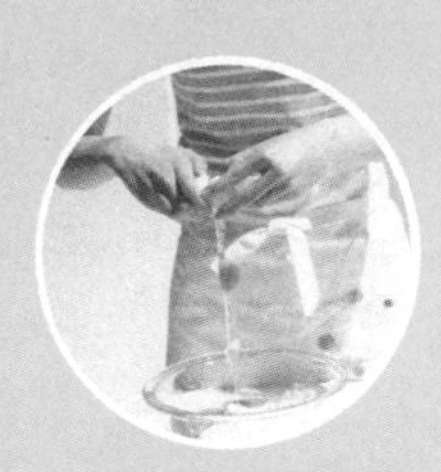

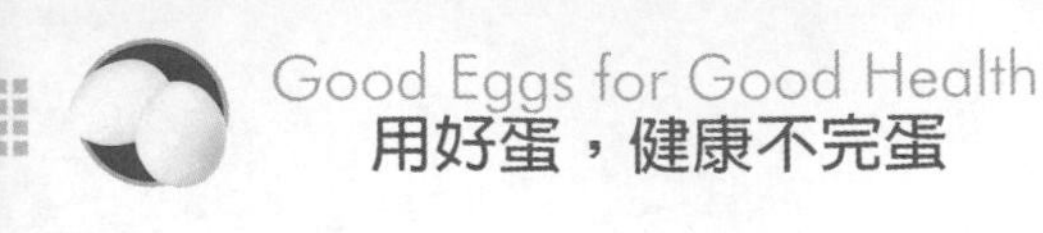

愛用者實例1

為國家省了大筆的健保費用

女　章╳蘭　52歲　台中市

我的體質一向很差，這也許是因爲我母親懷我時和我父親感情不好，經常藉酒消愁所造成的吧。我從小心臟就不好，經常感到胸口有壓迫感，偶爾會有胸痛，呼吸困難的感覺，在學校時從不敢上體育課，同學玩得很高興時，我只有坐在一旁觀看的份。到各大醫院治療，醫師們只說我有心臟肥大，心臟有雜音及心律不整等現象，但是也無法做任何外科手術，只是平日作息多加小心，不要勞累。因爲身體不好，婚後冒著生命的危險，才生下一個女兒，可是她也是從小體質差，經常患感冒或扁桃腺炎。我們母女兩人，可說是醫院的常客。

爲了改善體質，我們吃遍了各種健康食品或偏方，我倆是道地的白老鼠。直到接觸免疫蛋粉，食用後不到兩個月，奇蹟似的，我的精力變得非常好，走路也不會喘，而且也沒有心悸的感覺，去醫院做檢查，醫生都覺得奇怪，糾纏了我幾十年心律不整的現象居然解除了。

我女兒在流行性感冒盛行期間，居然也逃過一劫，不但沒有感冒，而且連對花粉和灰塵過敏打噴嚏的現象也消除了。如今，我們全家專心食用免疫蛋粉，不再做其他健康食品的白老鼠，已經很久沒去醫院報到了，爲國家省下了大筆的健保費用，也算是愛國愛民的表現吧！

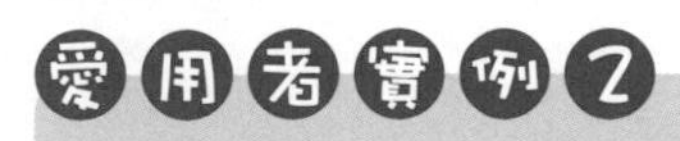

從想要自殺的憂鬱症中活過來了

女　柯╳貞　48歲　高雄市

我和我先生都是受過高等教育的知識份子，原本都有一份待遇優渥的工作，但是因為經濟不景氣公司裁員後，我和先生都面臨失業的打擊，為了生活，只得屈就降職降薪的其他工作。我對於生活的改變，突然失去了信心，更失去了對人生的興趣，起先我只是覺得工作太緊張，同事們不好相處，每天都很怕出門上班，所以經常頭痛，不想起床也不想吃東西，晚上又失眠，睡不著。後來變得事事悲觀，覺得人生無趣，不如死了算了，這種去死的念頭開始越來越頻繁，醫生斷定我患了嚴重的憂鬱症，雖然吃了大量的藥物但是並沒有太多的改善。

直到我公司的一位同事，介紹我吃免疫蛋粉，當時，我對免疫蛋粉懷有很大的質疑，因為增加免疫力和改善憂鬱症，似乎沒有什麼關聯性，但是基於同事好心相贈，不吃可惜的心理下，開始每天早、晚各吃一匙，說也奇怪，才吃了兩天，我晚上就睡得很穩，第二天早上精神特別好，居然不需要人叫我就自己起床漱洗（以前都不想漱洗，整天穿著睡衣），並且胃口很好，還吃了一份豐富的早餐。當我吃完第二罐免疫蛋粉時，已經不必服用抗憂鬱的藥物了，我從想自殺的鬼門關中跳了出來。如今我生命力十足，對前途充滿信心，又恢復了以前對工作的鬥志與信心！

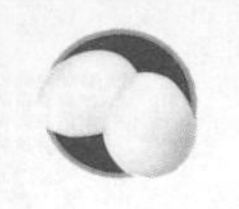

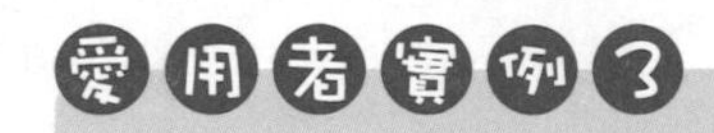

肝癌沒開刀就痊癒了

男　劉╳忠　65歲　台北市

因爲工作的原因，我經常外食並且喝酒，在做身體檢查時發現了肝硬化的現象，醫師說除了戒酒和注意飲食外，肝硬化是沒藥可治的。但要不外食同時戒酒並不是說到就能做到的。

一年前，我突然感到異常疲倦，體重也直線下降，再做檢查時，已是肝癌初期，醫生建議立刻做手術切除，但是工作的需要不能配合醫生的時間，只能延期開刀。就在那段時間，我經朋友的介紹，開始服用免疫蛋粉，並且大量積極的服用，當我開始食用後，初期排出大量黑色的糞便，並且全身起非常癢的紅疹，我朋友告訴我這是許多肝不好的人開始吃免疫蛋粉常有的好轉反應，要我繼續吃，並且大量喝水。大約吃了一個月後紅疹消除了，而且我精神體力都有改善，當我去醫院回診時，醫生說我肝的癌細胞好像變小了，問我吃了什麼，我告訴他只多吃了免疫蛋粉，醫生好心的告訴我，暫時先不必開刀，再觀察一個月，結果我的癌細胞每個月都減少，從開始吃免疫蛋粉至今已有半年時間了，醫生說已經找不到癌細胞了所以不必開刀，只需經常做追蹤檢查。

我眞感謝我朋友把免疫蛋粉介紹給我，同時也體會到健康才是眞正的財富，酒，早已戒了。

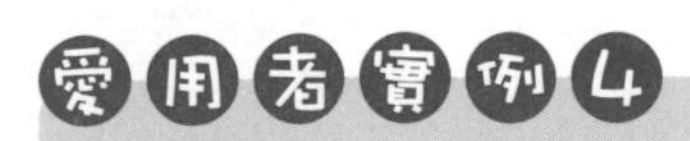

皮膚變得潤滑光鮮亮麗

女　李X珍　25歲　台中市

我的皮膚一直非常乾燥，尤其到了冬天，手腳的皮膚經常乾裂疼痛，而臉上乾燥的皮膚經常產生許多細紋，雖然看了許多皮膚科醫生，擦了各種乳液，參加了皮膚保養按摩的課程，皮膚的乾燥情況不但沒有改善，反而出現了黑斑。我公司的一位女同事，以前臉上長滿了大大小小的青春痘，後來忽然痘子不見了，皮膚變得光鮮亮麗，我不放棄任何能保養的機會，追問她的結果，她告訴我説她每天都吃免疫蛋粉來改變她每月經痛的問題，結果不但改善了每月經痛的煩惱，也意外地把青春痘治好了。我立刻購買了一罐免疫蛋粉食用，每天早、晚在優酪乳中各加一匙免疫蛋粉，結果臉上的黑斑在短短的幾星期內就逐漸淡化，皮膚也開始變得潤滑光澤，平撫了小細紋，手腳皮膚不再乾燥，當我在臉上化妝擦粉時，也很容易上妝定妝，我同事都發現我變漂亮了，也都紛紛加入了免疫蛋粉愛用者的行列。

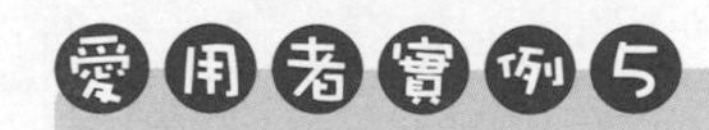

愛用者實例5

我們的家又恢復了原有的快樂

女　林X嬌　51歲　彰化縣

我適逢更年期，很不幸的是一般更年期的症狀，我幾乎全包了，經常莫名其妙的臉部發熱充血，全身冒汗，心臟跳動加快感到胸悶。也常爲了一些芝麻大小的事情焦躁不安，脾氣變得暴躁易怒，每天都無精打彩，對任何事情都不感興趣，弄得全家人都不愉快。在一次偶然的機會，看到了有關免疫蛋粉的資訊，在好奇的心理下開始食用，我只吃了一個星期，因更年期產生的熱潮紅就減輕了許多，連續食用了一個月，所有更年期的症狀都改善了許多，心情也不再緊張，晚上也不會失眠了，我們的家，又恢復了原有的快樂。

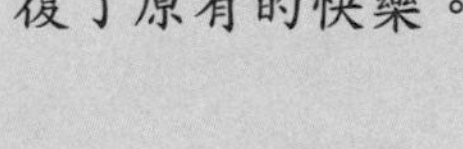

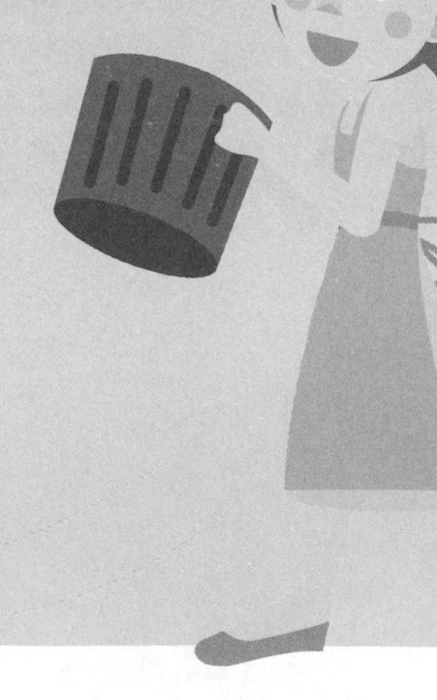

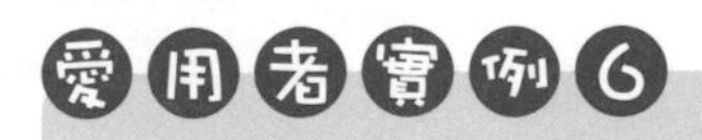

攝護腺問題解決後更是老當益壯

男　陳×和　72歲　台北縣

我的身體還算硬朗，除了患有攝護腺肥大症外，身體其他各部位都沒毛病。但是爲了攝護腺問題，讓我晚上睡覺時，必須經常起來上廁所，有時平均每兩小時，就要起床一次，同時尿液總是無法順利排出，往往要花上五分鐘，才能勉強完成，弄得每天睡不好，無精打彩的。同時尿完後的餘尿常弄濕褲子，所以不敢外出太久，生活品質變得很差。我去醫院看診時，一位同病相憐的病患告訴我，他吃了一種免疫蛋粉，現在頻尿的情況改善許多，醫生給他的藥量也減輕了不少。因此，我也開始試用免疫蛋粉，結果在短短的兩個月，我起床的次數少了許多，同時漏尿的情況也改善了，排尿也順暢了。現在不但精神好，體力佳，更奇特的是我臉上和手上的老人斑不見了。多年不見的朋友見到我，都驚奇我的改變，我變得越來越年輕，可說是眞正的老當益壯。

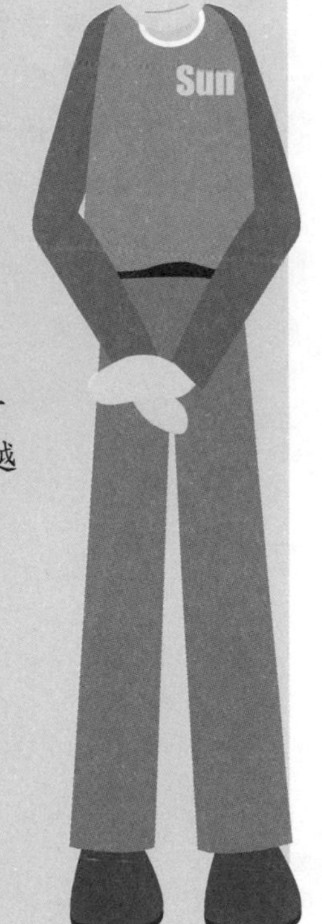

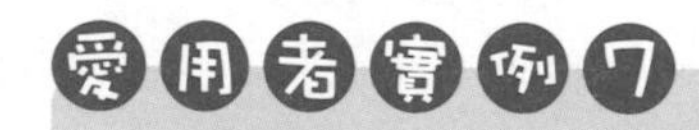
愛用者實例7

改善了肌腱炎和下肢靜脈瘤

女　黃╳華　46歲　台南市

我是一家小吃店的老闆娘，爲了招呼客人，幾乎天天要站十小時以上，結果得了腳跟肌腱炎和下肢靜脈瘤，爲了謀生，強忍著腿腳針扎般的痛苦，咬緊牙關過日子。有一天，店裡的一個常客，見我走路時一瘸一瘸的，就介紹我吃免疫蛋粉試試看，這是我最感恩的時刻，因爲連續食用免疫蛋粉兩星期後，我腳跟疼痛就舒緩多了，接下來我對免疫蛋粉更有信心，就加量食用，在短短三個月中，我的肌腱炎好轉了，同時下肢靜脈瘤也消失了，爲了感謝這位店裡的常客，他來吃飯時，我都會多加小菜再外加水果招待他。

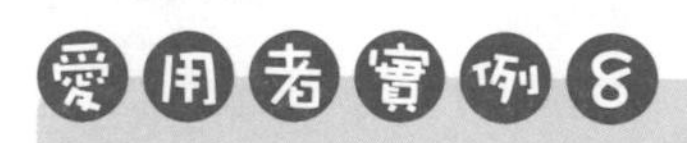

素食者改善了營養的偏差

女　柯╳麗　35歲　屏東縣

我是一位素食者，平日吃的都很清淡，並且做到了少鹽少油的飲食規範，但是我卻一直無法降低我的血壓與膽固醇、和減輕貧血的現象。醫師除了開藥外，也無法解釋我的身體狀況。我經常感到頭昏，四肢無力，整天都沒有精神。朋友介紹我吃免疫蛋粉時，我相當排斥和存疑，因為我並非吃全素，經過朋友不斷的鼓勵，在盛情難卻下勉強試吃，開始時每天只吃1小匙，結果感到精力好多了，就增加到每天三次。說也奇怪，我的血壓變正常了。半年後醫院的血液報告顯示出我的紅血球含量從260萬提升到380萬。而膽固醇含量從280降到210，而且好的高密度膽固醇增加了，而壞的低密度膽固醇也減少許多。醫生說，我可以不用再吃藥來控制了。這眞是意料之外的收穫，免疫蛋粉幫助我增進身體的健康，況且，我還是素食者，我認為免疫蛋粉並非殺生的食物，一般的素食者，應該考慮用它來改進因素食所產生的營養偏差。

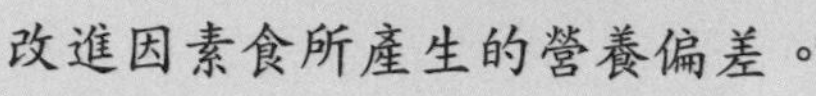

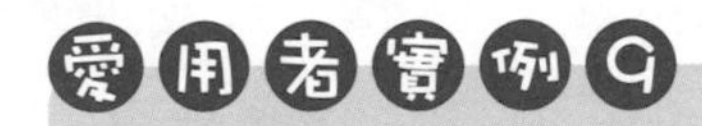

跟胃潰瘍說拜拜

男　高╳和　54歲　台北市

也許是工作壓力，我經常無法三餐定時吃，久而久之，就經常感到胃脹不舒服，但也沒有特別留意，平時多用健胃仙和表飛鳴做保養。

直到有一次在朋友的晚宴中多喝了一些酒，結果胃部劇痛立刻送往醫院急診，經過住院檢查，確定得了嚴重的胃潰瘍，雖然免去了開刀的痛苦，而且飲食方面變得非常小心，可是經常漾酸水，胃部還是感到不適，有幾次還因爲胃出血而住院，體重由75公斤遽降了12公斤。在一次因緣際會中，我開始知道了免疫蛋粉，並且經過多次上網和買書研究後，開始服用它。剛吃的時候，經常拉肚子同時胃有脹痛的感覺，幾天後腫脹痛感就逐漸減輕，同時胃痛和吐酸水的情形也改進了不少。大約服用免疫蛋粉半年之後，我胃潰瘍的情形已經可以說得到有效的控制，體重又恢復到以往的75公斤。只要我平時注意飲食習慣，工作不再過勞，加上每天食用免疫蛋粉，相信我會跟胃潰瘍說拜拜的。

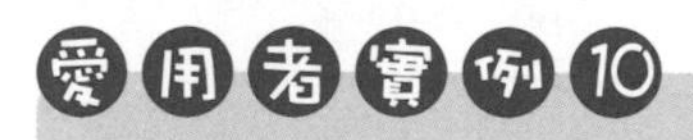

肩頸酸痛和痔瘡都改善了

男　陳╳昌　38歲　新竹縣

我是所謂的科技新貴，從事電腦軟體程式設計的工作，往往坐在電腦前專心工作，幾乎到了忘我的境界，可是高薪所換取的是難以忍受的頸肩酸痛和嚴重的痔瘡。雖然接受了痔瘡冰凍切除的治療，但是還是經常發作，除了大量失血外，更是坐立難安，尤其是在上大號時，有時眞是痛不欲生！

我們公司的同仁，罹患肌腱炎、腰頸酸痛和痔瘡等職業病的不算少數，有一位同事服用了免疫蛋粉，獲得了明顯的改善後，大家也一窩蜂的食用，我在好奇與想解除病痛的情況下，也開始食用免疫蛋粉。起先感受並不理想，但是我還是繼續服用，在不知不覺中，體質改善了不少，目前我頸肩僵硬的情形已不像以前那麼嚴重了，以前我的頭低不下去，而現在我的下巴居然可以在低頭時碰到前胸了，痔瘡也不再發作，上大號時既順暢也沒有痛楚，免疫蛋粉除了能強化免疫機能外，還能有這種功能，實在是太神奇了。

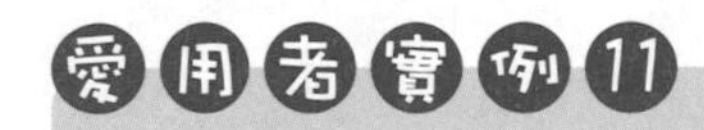
愛用者實例11

多年的職業病都不見了

男　紀╳樟　68歲　台南縣

早年我是遊覽車司機，爲了生活，經常熬夜加班，坐在車上的時間每天常超過12小時，因此得了腰背酸痛、痔瘡、手腳僵硬等職業病，後來因爲身體不支，就及早退休了。雖然退休了，但還得維持家計，就改在夜市賣小吃，生活也不得閒，結果除了多年的職業病外，又加上患有高血壓、頭昏、耳鳴、胃脹氣等毛病，雖然到各大健保醫院診治，因爲就診科目不同，往往拿了許多相互重複或相斥的藥，（我每個月就拿到三種相同的健胃仙），結果身體毫無改善，反而精神更差情緒低落。

後來見到我的鄰居因爲吃了免疫蛋粉後，身體變得很有元氣，因此就向他求教，也開始服用免疫蛋粉，開始因爲價錢的關係每天只吃1小匙，可是只吃了一星期，就覺得身體輕鬆了不少。

於是我心想，我辛苦了一輩子，把身體都弄壞了，弄得精神不濟，反而拖累家人。於是就下決心，努力多吃免疫蛋粉。結果不到兩個月，我多年的痔瘡、手腳僵硬、腰背酸痛的毛病都不見了，同時頭也不昏，耳鳴現象也消失了，胃脹氣也很少發作了，就連降血壓的藥，醫生也減量了。現在，我比年輕時體力還旺盛，除了定期量血壓吃藥外，已經不用看其他科的醫生了。我有信心，繼續食用免疫蛋粉，我一定會身強體健，更能爲家人打拼。

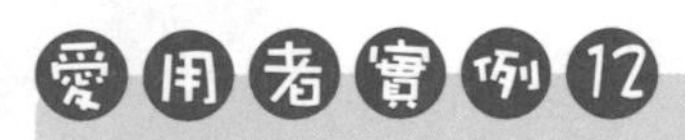

消除了多年氣管炎的痛苦

男　李╳民　34歲　台北市

我在一家化學工廠做事，不知是因爲天生體質的關係，還是工廠環境不佳，經常氣管發炎，總感到有痰堵在喉嚨裡，咳又咳不出來，喉頭又癢又痛，吃了許多消炎藥和抗生素都沒有好。直到我接觸到免疫蛋粉的資訊，並且開始身體力行，每天早、晚按時服用後，短短不到兩個星期，我喉嚨就不再痛癢，並且咳出許多濃痰，聲音也變得洪亮起來。使用免疫蛋粉一個月後，我的痰量逐漸減少，呼吸順暢，睡眠品質也提升了。以前在外面，一聞到別人吸煙的味道，就咳嗽不止，非常尷尬，現在已經不再害怕香煙的干擾了。免疫蛋粉讓我消除多年氣管炎的痛苦，同時也增強了對疾病的抵抗力，前次流行感冒猖獗時，許多同事都請假病倒了，只有我還能堅守職務，沒有請病假。

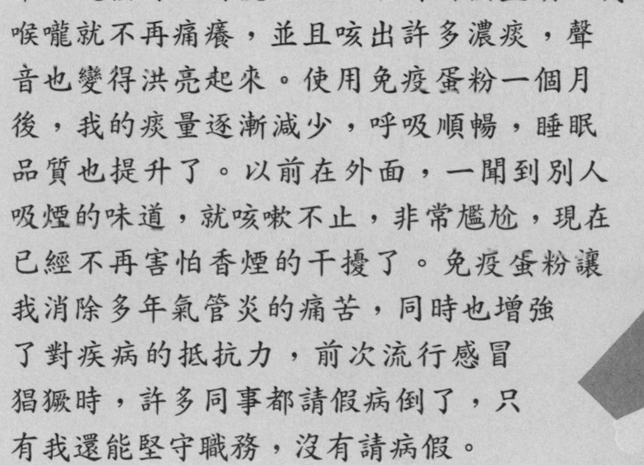

愛用者實例13

肝指數獲得了改善

男　王╳祥　43歲　台中市

我高中第一次捐血後，收到捐血中心的通知，說我有B肝叫我不要再去捐血，從那時候開始我就知道我肝方面有問題。除了B肝外，在定期健康檢查追蹤時還發現三酸甘油脂和膽固醇也偏高。因此，除了定期去醫院做檢查外，我一直遵守醫生告訴我的：作息要正常、不要熬夜、少吃油炸食物、多運動等事項。

在我的努力下，雖然三酸甘油脂和膽固醇有改善，但GOT及GPT的值卻仍居高不下。當時醫生一直建議我吃肝安能，但聽說副作用很大，很多朋友吃到中途就放棄了，所以我一直沒有去吃這個藥。在去年十月，透過朋友的介紹我開始食用免疫蛋粉。我想既然要吃，就用身體來試試它的效果。所以在吃之前我就跑到醫院去抽血。我的GOP指數是96，GPT爲275，雖然單子上的標準值是10～37，我的數值遠高於標準範圍，但因爲我每次去醫院做檢查的時候，外面所貼的、用來宣傳肝炎的治療效果的大海報，上面的數字常常動輒七八百，也有兩三千的，所以我覺得自己的指數比他們好很多，所以倒也沒有很緊張。

因此當10月8日抽完血我開始吃免疫蛋粉時，我是不把自己當成病人，因此是照罐子上建議的保健用量來使用，也就是每天吃一瓢，一瓶吃一個月。在吃完一瓶後，我在11月5日又再去抽血，不過那時我心裡想，畢竟一瓶才多少錢而已，只吃一瓶就想要看到效果是不實際的想法，所以報告還沒出來，我還是繼續再吃第二瓶。結果在11日拿到報告後，看到GOP降到34，GPT則只剩下53，讓我實在很興奮。因此，當我吃完第二瓶，也就是12月2號再去抽血時，我就急著想知道報告的結果，在外面等了一個小時後於當天就看到檢查報告。這次的指數還是繼續下降，指數一個剩下28，另一個只剩下40。因為十一月份抽血時指數已經下降很多，所以看到又繼續下降時，讓我覺得免疫蛋粉眞的很有說服力。所以我就把我的報告影印給別人看，和他們分享經驗。因此當我去醫院追蹤B肝時，問診的醫生還跟我說我很紅喔，因為有很多人都拿我的報告來給他看，問看看是不是眞的有這個人呢。

愛用者實例14

恢復了體能與體重

男　余╳陵　57歲　屏東市

我在去年八月份生了一場大病，這是我人生當中最大的一場病。我之前身體一直很好，從來沒有感冒、生病過，但是那個月卻莫名其妙地整個人都垮了，體重在短短一個月內，從六十三公斤降到五十三公斤，不只我很害怕，我的家庭、太太都很害怕，因爲我只能躺在床上，要起床還要人家來扶。

在這段生病過程當中，我咳嗽得非常很嚴重，我還到全屏東最好的醫院檢查了三個禮拜。醫生告訴我有四種可能情況，就是肺結核、甲狀腺亢進、糖尿病，及最不好的癌症。我聽了很緊張，結果檢查了三個禮拜報告才出來，驗尿、驗血、該驗的一大堆都驗了，最後卻只有一個結論，我什麼毛病都沒有。醫生說我全身上下只有白血球指數過高（一萬三左右），也就是有發炎現象。所以做只開了消炎藥和止咳嗽的藥讓我吃。

那時候我回來吃了兩天藥，後來剛好朋友打電話給我，聽到我聲音怪怪的，便熱心地來到我家，並將高免疫蛋粉介紹給我吃。一開始我並不想吃，因爲我做健康食品的銷售很久了，後來是衝著朋友的面子勉強收下，並在他的強力介紹下才開始使用。

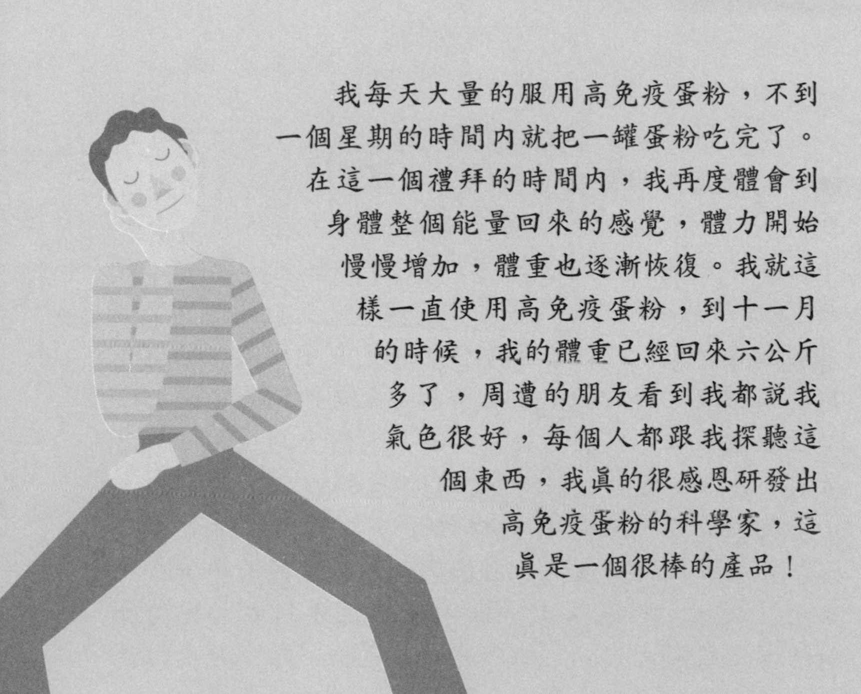

我每天大量的服用高免疫蛋粉，不到一個星期的時間內就把一罐蛋粉吃完了。在這一個禮拜的時間內，我再度體會到身體整個能量回來的感覺，體力開始慢慢增加，體重也逐漸恢復。我就這樣一直使用高免疫蛋粉，到十一月的時候，我的體重已經回來六公斤多了，周遭的朋友看到我都說我氣色很好，每個人都跟我探聽這個東西，我真的很感恩研發出高免疫蛋粉的科學家，這真是一個很棒的產品！

愛用者實例15

疼痛的退化性關節炎居然改善到可以爬山了

女　杜╳霖　53歲　新竹

之前剛結婚的時候，家裡從事運輸業，專載包裝水泥，過著夫唱婦隨的生活，老公開車，我就是「那卡西」。一包水泥50公斤，每天要搬600包以上，做了大約十五年，後來沒當那卡西了，就到高爾夫球場當「桿弟」。在桿弟的部門有八年之久。就在兩年前開始患了腳痛的毛病。膝蓋的地方有時會痛到完全不能走，連想喝水都成問題。明明水杯就在前面，就是偏偏走不過去，簡直會氣死人。以前健康的時候不能體會到生病時的痛苦，當自己碰到時，才知道健康的珍貴。

我起初以爲是因爲腳拉傷了，就到國術館看了幾次，也沒有好轉。後來又到桃園一家很有名的中醫診所去看了幾次，結果還是一樣，不得已才到大醫院的骨科。看過幾家大醫院，他們的說法完全一樣，是退化性關節炎，要開刀，不然絕對不會好的。當時簡直嚇死我了，要花一大筆錢，成不成功還是未知數。如果成功也要花好長一段時間做復健。因爲我有一位朋友也開了刀，至今三年了走路還是很不方便。正當我不知該怎麼辦的時候，我的好朋友介紹我吃高免疫蛋粉。那時我心想蛋粉要是吃得好那才奇怪。我的好朋友告訴我說她吃了後腎臟病也好多了。於是我抱著姑且一試的心情，死馬當活馬醫。

一開始我就很認真的吃。早上兩匙，中午兩匙，晚上也兩匙，吃了一星期後，腳和腿感覺好多了，不會那麼痛了，就繼續吃，結果是出奇的棒，吃了兩個月後竟全好了。一些跟我比較熟的朋友都很懷疑，刻意找我去爬山，我自己也想試試看，沒想到走了兩個小時都沒感覺到不舒服。大家都說免疫蛋粉太神奇了！

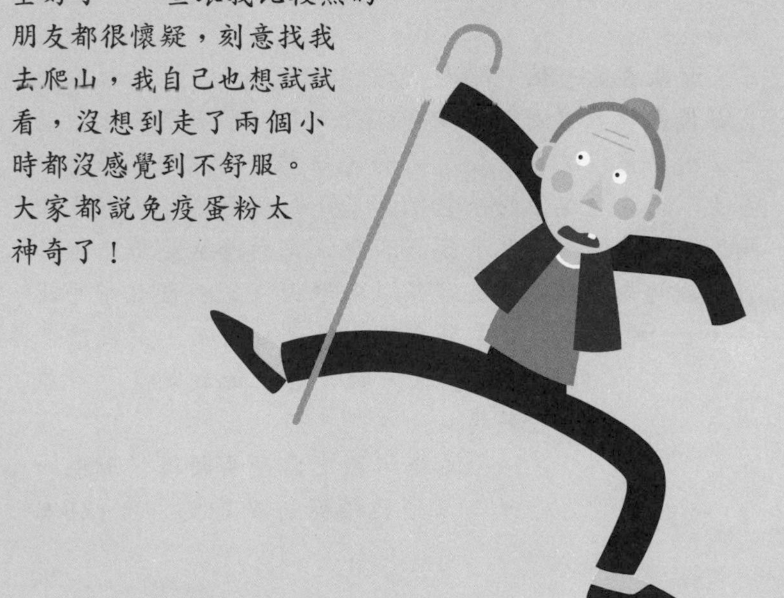

愛用者實例16

好像有在吃仙丹一般

女　郭╳香　60歲　台北

我今年六十歲，很感恩、感謝免疫蛋粉這個產品，因為在去年八、九月的時候，我先生心肌梗塞，差一點就再見了。因為很嚴重，送到醫院時，醫生叫我寫切結書，馬上就做心肌梗塞手術。結果做了兩根支架，醫生還跟我先生說他體內還有一條血管塞住了50%。我問醫師如果是這樣，為什麼不順便三條一起做呢？他說因為救人要緊，此外，另一條還有50%可以用，他說先用用看到明年若還是不行的話再來做。所以，就這樣只能吃藥而已。

這時我的一位好朋友介紹我免疫蛋粉，就這樣我先生每天早晚各吃兩匙。我先生每半年要回醫院去做檢查一次，結果這次去檢查，攝影、掃描等的結果都很好，醫生跟我先生說他的血管很漂亮，每條都通了，我先生聽了很高興。醫生也跟我說我現在吃的降血壓藥很適合我，我的血壓都恢復正常了。我跟醫生說我已經半年沒吃藥了，醫生好奇我到底是吃什麼，為什麼我的血壓這麼好，我就告訴他我是吃免疫蛋粉好的。

從我開始吃免疫蛋粉後，血壓一直都很平穩地維持在125／85～86左

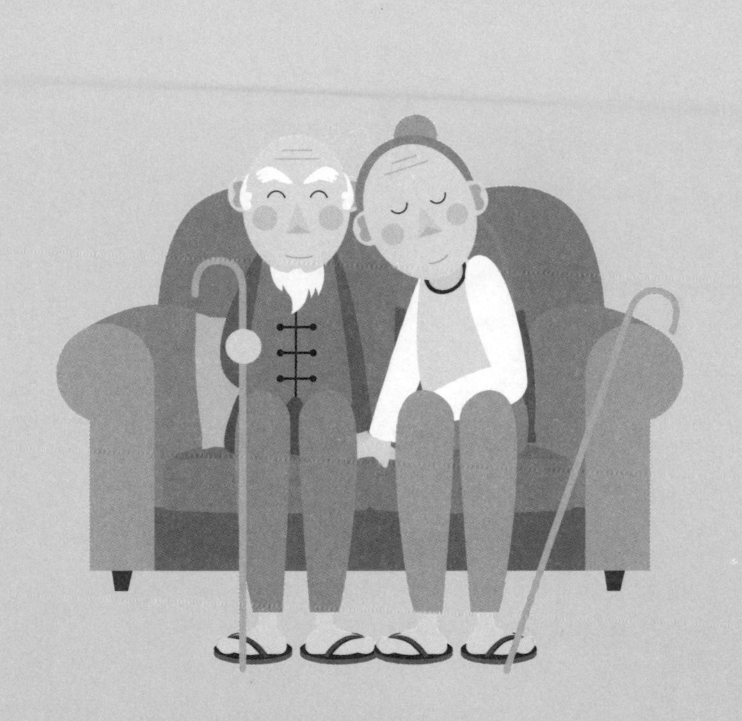

右。我女兒因爲要上班工作的緣故，常常感覺很累。自從吃了蛋粉後，她整天的精神都很好，晚上也睡得很好。這一點我以前也和她一樣，晚上常常睡不著，所以早上頭暈、精神很差。自從吃了免疫蛋粉以後，晚上變得很好睡，白天精神都很好，現在還會因爲白天閒不住而跑去上課學東西。有些年紀比我輕的同學常會問我精神怎麼會這麼好呢？我都回答說因爲我有在吃仙丹啊！

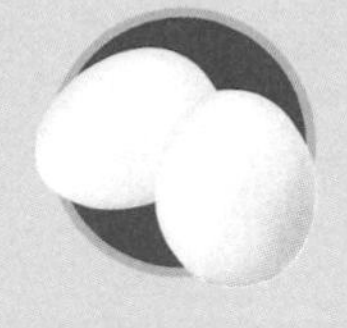

PART 06

慢性病飲食保健

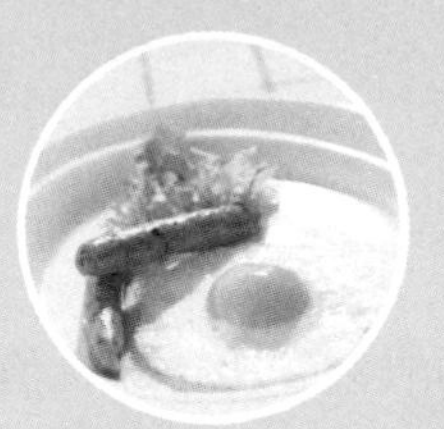

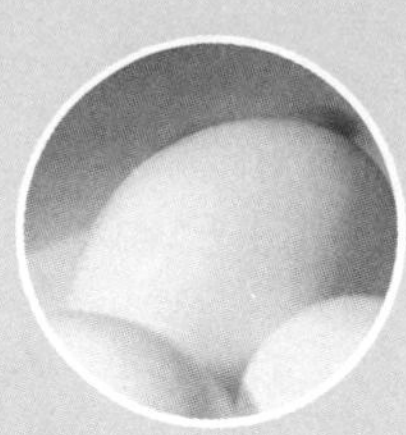

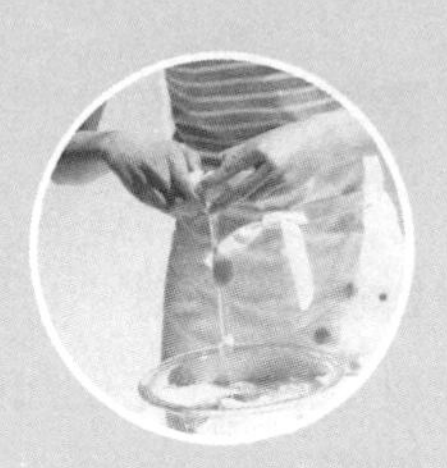

常見慢性疾病的飲食保健法

- 營養補充劑的劑量，因個人飲食習慣而有所差異，服用前請依照醫師、營養師等專業人士的指示。
- 常用草本植物僅只提供一般常用民間單方，多半煎煮成茶水飲用。
- 雞蛋是一般常用的優良蛋白質食物，因此在「適用食物」中不再特別寫出。

高血壓

營養補充劑

維他命C、維他命B群、維他命E、輔酵素Q10、大蒜精、鳳梨酵素（bromelin; bromelain）、卵磷脂和Omega-6和Omega-3不飽和脂肪酸、魚油。

鈣、鎂、鉀、鍺、硒。

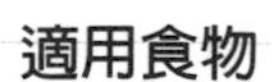

適用食物

高纖維食物、低脂肪食物、低鈉鹽食物、橄欖油、麻油、葵花油、海蜇、木耳、海帶、山藥、荸薺、蘆筍、甘藍、白蘿蔔、洋蔥、白菜、大蒜、菇蕈類、空心菜、馬鈴薯、番茄、芹菜、茄子、菠菜、胡蘿蔔、甜椒、冬瓜。

水果：香瓜、香蕉、蘋果、李子、西瓜、奇異果、番石榴、桃子。

少食或禁食

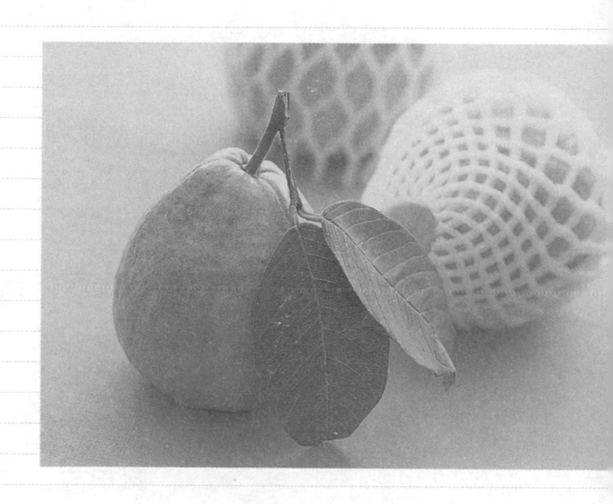

高脂肪食物、醃漬製品、罐頭食品、燻肉、香腸、鹹魚、培根、火腿、泡菜、蜜餞、醬菜、味精、蛋糕、汽水、可樂、高鹽調味料。

常用草本植物

洋甘菊（chamomile）、茴香（fennel）、西伯利亞人參（siberian ginseng）、

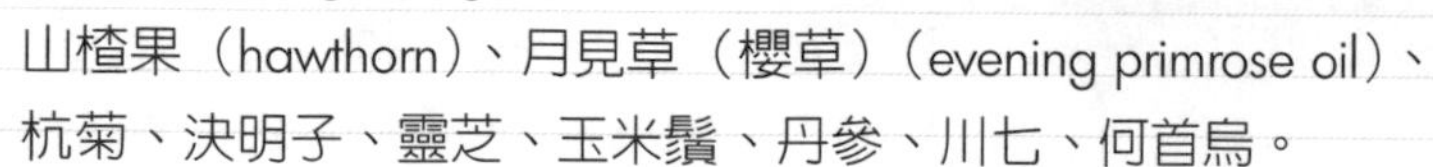

山楂果（hawthorn）、月見草（櫻草）（evening primrose oil）、杭菊、決明子、靈芝、玉米鬚、丹參、川七、何首烏。

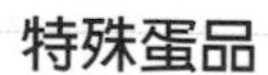

特殊蛋品

免疫蛋粉、醋蛋、皮蛋。

粉刺、青春痘

營養補充劑

維他命A、維他命E、維他命B6、魚肝油、維他命C、生物類黃酮（bioflavonoids）、卵磷脂、Omega-6和Omega-3不飽和脂肪酸、酵母。

鈣、鎂、鋅、鉻、硒。

適用食物

橄欖油、葵花油、亞麻子油、糙米、高纖維食物、牛蒡、苜蓿芽、海帶、苦瓜、綠豆、白蘿蔔、紫蘇、冬瓜、芹菜。

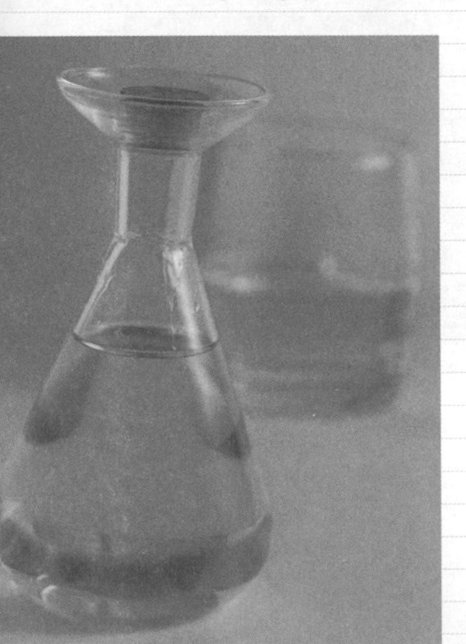

水果：櫻桃、楊桃、檸檬、柳丁、奇異果、西瓜、葡萄柚、梅、杏。

少食或禁食

動物脂肪、油炸食物、白糖、甜食、乳製品、巧克力、堅果類、可樂、蝦、蟹、海鮮類、酒、煙。

常用草本植物

紅苜蓿（redclover）、蒲公英（dandelion）、月見草油（evening primrose oil）土茯苓、薏仁、金銀花、連翹。

特殊蛋品

免疫蛋粉、蛋黃油、醋蛋。

糖尿病

營養補充劑

維他命A、維他命E、肌醇（inositol）、消化酵素、Omega-6不飽和脂肪酸、啤酒酵母、卵磷脂。

鈣、鎂、鉻、錳、磷、銅、鋅、鍺。

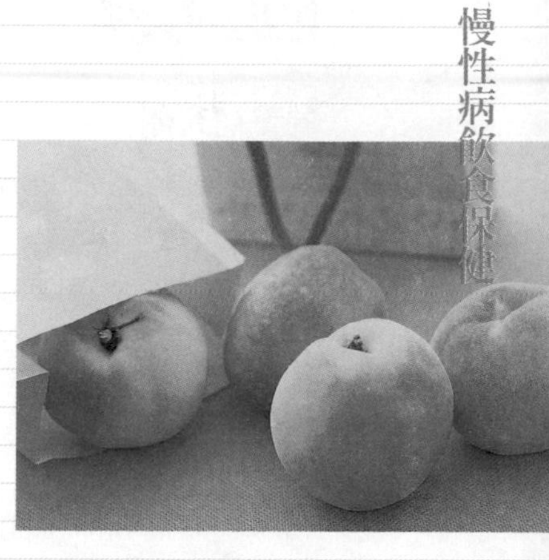

適用食物

高纖維食物、低澱粉蔬菜類、橄欖油、麻油、葵花油、玉米油、海帶、南瓜、番茄、冬瓜、苦瓜、茄子、山藥、魚、蝦、豬肉、牛肉、雞肉、鴨肉、核桃、松子。

水果：番石榴、葡萄柚、奇異果、桃子、杏仁、李子、西瓜（近白肉部分）。

少食或禁食

白糖、甜食、高澱粉食物、蛋糕、巧克力、餅乾、葡萄乾、冰淇淋、香蕉、馬鈴薯、玉米、甘薯。

常用草本植物

蒲公英根（dandelion roots）、月見草油、越橘果（huckleberry）。

人參、淮山、靈芝、天花粉、北耆、枸杞、玉米鬚。

特殊蛋品

免疫蛋粉、醋蛋、高硒雞蛋。

肌肉抽筋

營養補充劑

維他命E、維他命C、維他命B6、啤酒酵素、卵磷脂。

鈣、鎂、鉀、硫、錳、銅。

適用食物

苜蓿芽、牛蒡、海帶、豆腐、豆乾、小魚乾、沙丁魚、芥藍菜、綠花椰菜、紅棗、黑棗、麻油、銀杏。

水果：番石榴、蘋果、草莓、香蕉、芭蕉、柳丁、木瓜。

少食或禁食

蕹菜（空心菜）、白蘿蔔。

常用草本植物

接骨樹果實（elderberry）、番紅花（saffron）、銀杏（ginkgo biloba）。

熟地黃、當歸、防風。

特殊蛋品

醋蛋殼飲料、檸檬酸蛋殼飲料。

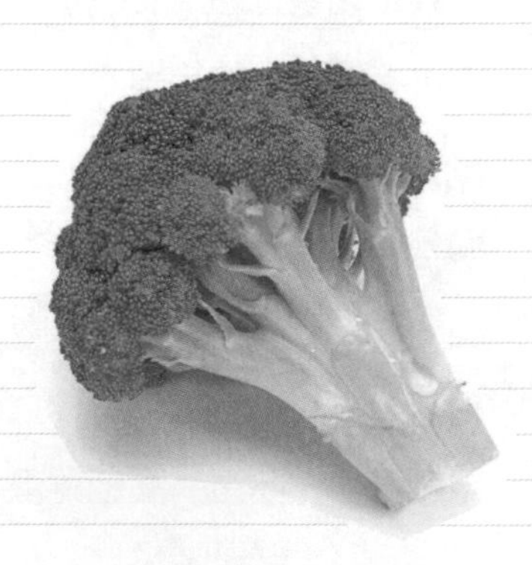

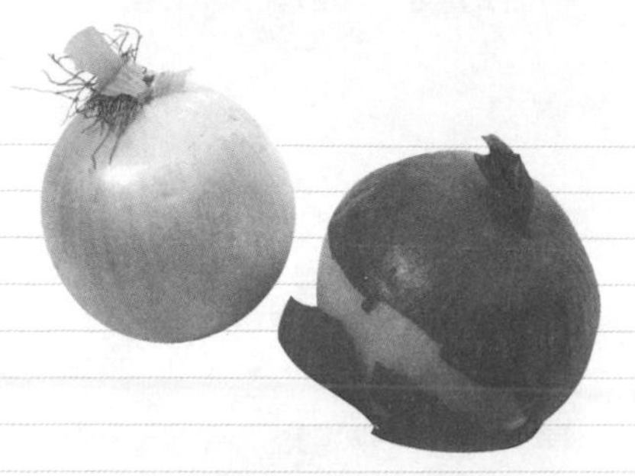

心臟疾病

營養補充劑

維他命C、維他命E、葉酸（folic acid）、菸鹼酸、
泛酸、維他命B6、生物類黃酮、輔酵素Q10、魚油、卵磷脂、鳳梨酵素（bromelain）。

鈣、鎂、鋅、鉻、鍺。

適用食物

低脂肪食物、植物高纖食物、白肉、雞、火雞、魚、大豆、核桃、杏仁、松子、大蒜、洋蔥、冬瓜、蓮藕、綠色蔬菜、栗子。

水果：鳳梨、木瓜、蘋果、山楂。

少食或禁食

高動物脂肪油類、紅肉、高鹽製品、甜食、咖啡、濃茶、煙、酒、汽水、可樂。

常用草本植物

蒲公英根、銀杏、月見草油、山楂果（hawthorn）、朝鮮薊（artichoke）。

靈芝、七葉膽、蓮花、紅花、丹參、川七、赤芍、牡丹皮、何首烏。

特殊蛋品

免疫蛋粉、DHA和EPA雞蛋、醋蛋。

血管疾病

營養補充劑

維他命A、維他命C、維他命E、維他命B群、輔酵素Q10、L－肉鹼氨基酸（L－carnitine）、大蒜精、卵磷脂、消化酵素。

鈣、鎂、鉀、鋅、鍺、銅、硒。

適用食物

橄欖油、葵花油、麻油、高纖維食物、白肉類、魚類、海帶、金針、木耳、蕎麥、玉米、紅豆、豌豆、洋蔥、花椰菜、菠菜、芹菜、甜椒、香菇、核桃。

水果：梨子、蘋果、葡萄柚、杏。

少食或禁食

動物脂肪、動物內臟、煎炸食物、奶油、紅肉、甜食、咖啡、濃茶、煙、可樂。

常用草本植物

辣椒（ayenne）、蒲公英、銀杏、茴香、山楂、紅苜蓿、椎茸（shiitake mushroom）。

靈芝、七葉膽、赤芍、川芎、川七。

特殊蛋品

免疫蛋粉、DHA和EPA雞蛋、醋蛋。

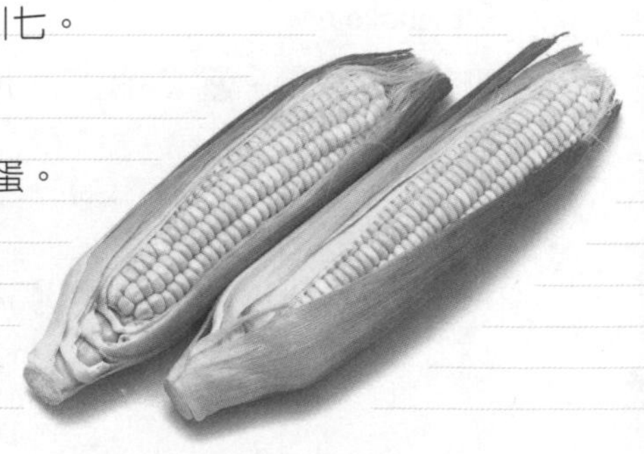

消化性潰瘍（胃及十二指腸潰瘍）

營養補充劑

維他命A、維他命C、維他命E、維他命U〔甲基甲硫胺酸〕(S-methylme thionine)。

鈣、鎂、鋁、鉍、鋅。

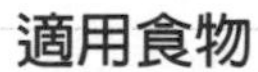

適用食物

水溶性纖維素、包心菜、蘆薈、甘藍菜、胡蘿蔔、冬瓜、蘑菇、馬鈴薯、甘薯、南瓜、九層塔、芫荽、黃瓜、木耳、芝麻、栗子、藕粉、杏仁奶、優酪乳、果凍。

水果：木瓜、蘋果。

少食或禁食

高脂肪食物、油炸食物、牛奶、白糖、甜食、糯米、醃漬及煙燻食物、辛辣刺激的調味品、大蒜、咖啡、濃茶、煙、酒、冰品、芋頭、花生、洋蔥、椰子、桃子、香蕉、芭蕉、李子、鳳梨、檸檬。

常用草本植物

貓薄荷（catnip）、番椒(cayenne)、鼠尾草（sage）、蒲公英、藥蜀葵（marshmallow）。

甘草、黃連、吳茱萸。

特殊蛋品

免疫蛋粉、蛋黃油。

■ 小叮嚀！

蛋方　雞蛋殼500公克、延胡索50公克、陳皮250公克、青木香100公克，共研成極細的粉末後再過篩，每日早、中、晚各服 2 公克。

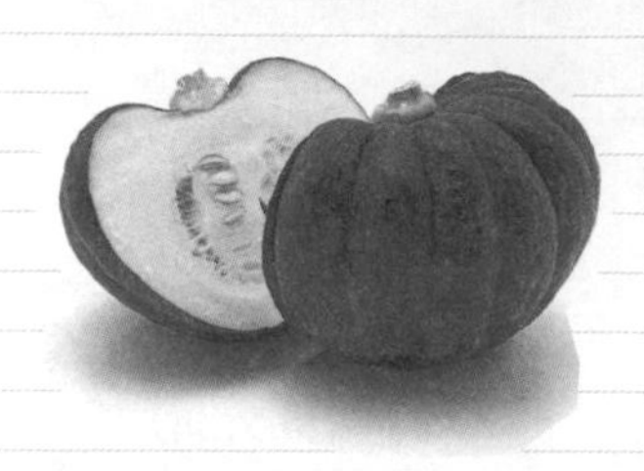

便秘

營養補充劑

蘋果膠、酵母菌、消化酵素、嗜酸性乳酸桿菌。

鈣、鎂。

適用食物

高纖食物、水（每天至少八杯）、蜂蜜、蜜糖、包心菜、茄子、花椰菜、南瓜、菠菜、牛蒡、芋頭 、金針、馬鈴薯、芝麻、花生、蕎麥、糙米、玉米、海帶、竹筍、蒟蒻、白菜、茼蒿、苜蓿芽、胡蘿蔔、核桃、甘薯、蘆薈、木耳、洋蔥。

水果：枇杷、桃子、柿子、香蕉、芭蕉、杏仁、木瓜、桑椹、水梨、李子、蘋果、草莓。

少食或禁食

油炸食物、精製食品、白米、白麵、乳製品、白糖、甜食、蛋糕。

■ 小叮嚀！

蛋方1　帶殼雞蛋1枚，何首烏60公克，加一碗水同煮，蛋熟去殼後再煮片刻，加入蔥、薑、鹽少許調味，湯與蛋同時熱食。

蛋方2　雞蛋清2枚，百合30公克、冬瓜150公克，加鹽少許以一碗水煮成湯後熱食。

常用草本植物

鼠李皮（cascara sagrada or buckthorn）、亞麻仁（flaxseed）、洋車前（psyllium）、番瀉葉（senna）、甘草（licorice）。

巴豆、蘆薈。

特殊蛋品　蛋黃油。

膽囊疾病

營養補充劑

維他命A、維他命E、維他命C、維他命D、維他命B群、綜合酵素、卵磷脂。

鍺。

適用食物

橄欖油、麻油、白肉、魚、豆類、苜蓿芽、冬瓜、生薑、酸酪乳、菇蕈類、甜菜、白蘿蔔。

水果：梨、蘋果、櫻桃、桃子、杏、奇異果、梅、柿子、檸檬、葡萄柚。

少食或禁食

動物性脂肪、油炸食物、辛辣食物、人造奶油、蛋糕、巧克力、甜食。

常用草本植物

貓薄荷、蒲公英、茴香。

綿茵陳、龍膽草、薄荷。

特殊蛋品　免疫蛋粉。

肝臟疾病

營養補充劑

維他命B群、維他命C、輔酵素Q10、葡萄子萃取物、消化酵素、啤酒酵母、魚油、各類氨基酸。

鈣、鎂、鋅、硒、鍺。

適用食物

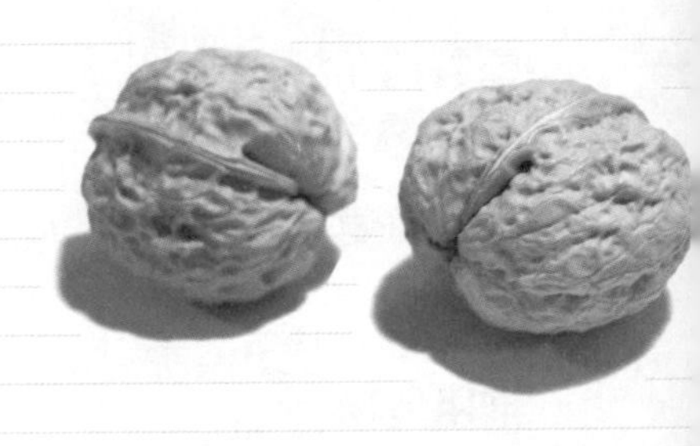

橄欖油、葵花油、白肉、豆類、蓮藕、香菇、冬瓜、苜蓿芽、牛蒡、杏仁、核桃、松子、芝麻、五穀雜糧、海帶、蜆、番茄、黑豆、蘑菇、洋蔥、薏仁。

水果：葡萄、李子、香蕉、蘋果。

少食或禁食

高脂肪食物、油炸食物、魚類、蛤貝類海產、煙、酒、白糖、甜食、蛋糕、乳製品、咖啡、可樂。

常用草本植物

大薊（牛奶薊）（milk thistle）、茴香、聖薊（blessed thistle）、紅苜蓿、蒲公英、朝鮮薊。

大棗、茵陳、靈芝、黨參、金銀花、玉米鬚、黃芩、柴胡、半夏、車前子。

特殊蛋品

免疫蛋粉（適量）、高硒雞蛋。

尿道、膀胱炎

營養補充劑

維他命A、維他命C、維他命E、大蒜精、鳳梨酵素、蜂膠。

鈣、鎂、銅、鐵、鋅。

適用食物

大蒜、牛蒡、芹菜、香菜、菠菜冬瓜、苜蓿芽。

水果：鳳梨、小紅莓、西瓜、草莓、葡萄。

少食或禁食

甜食、巧克力、咖啡、可樂、辛辣刺激調味品。

常用草本植物

藥蜀葵根、菊花植物（echinacea）、紫花苜蓿（alfulfa）、蔓越橘（小紅莓）（cranberry）、杜松子（juniper berries）、甘草、熊葡萄葉（uraursi）。

玉米鬚、土茯苓、薏仁、木通、車前子。

特殊蛋品

免疫蛋粉。

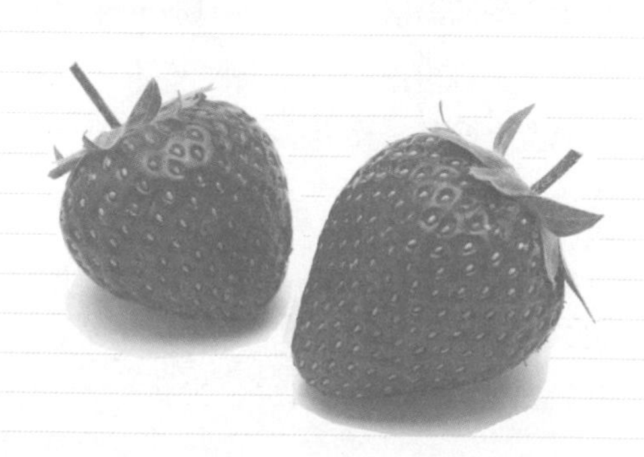

腎臟病

營養補充劑

維他命A、維他命C、維他命B群、β－胡蘿蔔素、L－精胺酸（氨基酸）。

鈣、鎂、鉀、鋅、鍺。

適用食物

魚、牛蒡、苦瓜、香菇、芹菜、豆類、玉米、黃瓜、冬瓜、低鈉食物。

水果：椰子、甘蔗、小紅莓（cranberry）、西瓜、桑椹、葡萄、香瓜。

少食或禁食

高鈉和高鉀食物、紅肉、醃漬製品、臘腸、燻肉、醬菜、蜜餞類、罐頭食品、味精、咖啡、汽水、可樂、濃茶、巧克力、蘆筍、竹筍、芒果、香蕉、楊桃。

常用草本植物

甘草、藥蜀葵根、覆盆子（bilberry）、蒲公英、熊葡萄葉。

枸杞、冬蟲夏草、玉米鬚、蓮子、芡實、薏仁、北耆、淮山、熟地黃、茯苓、澤瀉、蘆薈。

特殊蛋品

免疫蛋粉（適量）、β－胡蘿蔔素雞蛋、醋蛋殼飲料。

更年期停經症候群

營養補充劑

維他命E、維他命C、維他命B6、 維他命B5、消化酵素、卵磷脂。

鈣、鎂、鉀、鍺、硒、銅。

適用食物

魚類、白肉類、豆類、海帶、甘藍菜、菠菜、綠花椰菜、紅棗、豌豆 、包心菜、芹菜。

水果：葡萄、蘋果、香蕉、鳳梨、木瓜、石榴。

少食或禁食

紅肉、甜食、乳製品、咖啡、濃茶、可樂。

常用草本植物

繖草（美擷草）、（lady's mantle）、蔓荊（vitex）、黑醋栗油（black currant oil）、鼠尾草、西伯利亞人參、北美升麻（black cohosh）、月見草（櫻草）、紅花苜蓿。

甘草、當歸、淫羊藿、丹參、龍眼花。

特殊蛋品

免疫蛋粉、DHA和EPA雞蛋、蛋黃油。

經前症候群、經痛

營養補充劑

維他命B群、維他命E、維他命 D、維他命C。

鈣、鎂、鐵、鉻、鍺、鉀、銅。

適用食物

五穀雜糧、糙米、蕎麥、燕麥、豆類、核桃、松子、白肉、魚、蘆筍、胡蘿蔔、海帶、芹菜、豌豆、甘藍菜、菠菜、包心菜、綠花椰菜、黑木耳。

水果：木瓜、鳳梨、柳橙、蘋果、棗子、葡萄。

少食或禁食

高鹽或煙燻肉類、乳製品、味精、可樂、咖啡、濃茶、煙、酒、甜食。

常用草本植物

月見草（櫻草）、蔓荊、聖薊（幸福薊）（blessed thistle）、洋甘菊、西伯利亞人參、蒲公英、番椒。

當歸、黨參、丹參、大棗、桃仁、甘草、老薑、熟地黃、茯苓、白芍。

特殊蛋品

免疫蛋粉、蛋黃油、醋蛋。

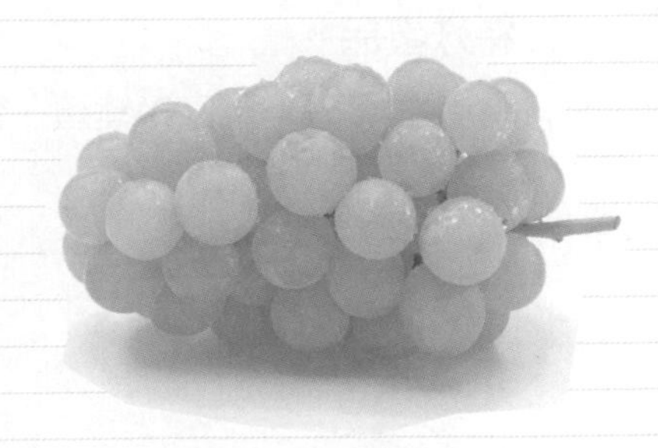

不孕症

營養補充劑

維他命C、維他命E、維他命A、β—胡蘿蔔素、維他命B群、L—精胺酸、魚肝油、花粉、卵磷脂。

鈣、鎂、鋅、鍺、銅。

適用食物

瘦肉、魚、蝦、牡蠣、海帶、紫菜、苜蓿芽、酪梨、紅棗、核桃、南瓜子、韭菜、松子、葡萄乾、花生、栗子。

水果：葡萄、棗子、蘋果、無花果。

少食或禁食

動物性脂肪、油炸食物、甜食、糕餅、咖啡、煙、酒。

常用草本植物

鋸齒棕櫚(saw palmetto)、西伯利亞人參、透納樹葉(damiana)。

人參、枸杞、當歸、肉蓯蓉、淫羊藿、鎖陽、巴戟天、北五味子。

特殊蛋品　免疫蛋粉、醋蛋、醋蛋殼。

■ 小叮嚀！

蛋方1　新鮮韭菜100公克，雞蛋2枚，植物油1.5大匙，鹽少許，製成韭菜炒雞蛋。

蛋方2　枸杞15公克、大棗6枚、何首烏40公克、山藥10公克、附子10公克、雞蛋2枚。先將以上補品加2碗水煎煮成1碗水後，加入攪和好的蛋，煮成蛋花湯，加入蜂蜜調味熟食。

婦女白帶

營養補充劑

維他命A、維他命B群（禁用酵母菌）、β－胡蘿蔔素、大蒜精、嗜酸菌（Acidophilus）、蜂膠。

鈣、鎂、銅。

適用食物

優酪乳、荸薺、白果、白蘿蔔、冬瓜、橄欖油、麻油。

水果：葡萄、番石榴、西瓜、香瓜、蘋果、梅、小紅莓、山竹。

少食或禁食

甜食、白糖、蛋糕、巧克力、辛辣刺激食物、煙、酒、咖啡。

常用草本植物

保哥果茶（pau d'arco）、月見草（櫻草）、蒲公英。

薏仁、土茯苓、白果、龍膽草、黃芩。

特殊蛋品

免疫蛋粉、醋蛋。

■ 小叮嚀！

蛋方　生白果仁3粒研成粉末，生雞蛋開一小孔，將白果粉塞入蛋內，蒸熟食用。因白果仁有微毒，不可多食，每日只能服一次。

貧血

營養補充劑

維他命A、β－胡蘿蔔素、維他命E、維他命 C、維他命B12、葉酸、泛酸（維他命B5）、維他命B6、花粉。

鐵、銅、鈣、鎂、鋅、錳。

適用食物

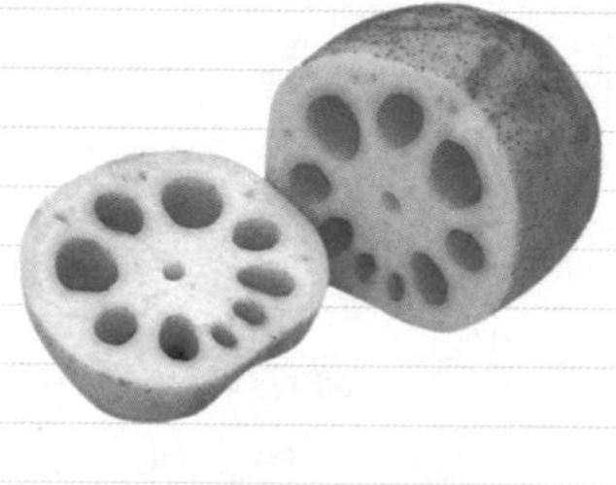

瘦肉、魚、蛤蜊、肝、胡蘿蔔、牛蒡、馬鈴薯、酪梨、玉米、蓮藕、韭菜、黃瓜、南瓜、茼蒿、豌豆、香菜、香菇、菠菜（先用開水燙過）、紅棗、蜜棗、加州梅、葡萄乾、黑木耳、蘆筍。

水果：桑椹、無花果、葡萄、荔枝、龍眼、藍莓。

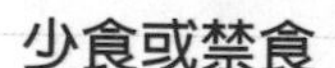

少食或禁食

海帶、空心菜、腰果、巧克力、汽水、可樂、咖啡、濃茶。

常用草本植物

紅覆盆子（red raspberry）、蒲公英。

大棗、枸杞、當歸、北耆、黨參、熟地黃。

特殊蛋品

免疫蛋粉、高鐵雞蛋、蛋黃油、高鐵皮蛋。

■ 小叮嚀！

蛋方1　枸杞20公克，南棗8枚、桂圓肉10公克用水一碗煮開後，打入雞蛋1枚，蛋熟後熱食。

攝護腺腫大

營養補充劑

維他命C、維他命E、維他命B群、啤酒酵母、Omega-3和Omega-6不飽和脂肪酸、花粉、蜂膠。

鈣、鎂、鋅、銅、鍺。

適用食物

南瓜、海帶、牡蠣、蛤、南瓜子、綠花椰菜、麻油、牛蒡、橄欖油、綠色蔬菜類。

水果：芒果、蘋果、奇異果、西瓜。

少食或禁食

甜食、咖啡、濃茶、酒精。

常用草本植物

鋸齒棕櫚、匹吉姆（pygeum africanum）、熊葡萄葉。

人參、玉米鬚、七葉膽、靈芝、萆薢。

特殊蛋品

免疫蛋粉、高硒雞蛋、高鋅雞蛋。

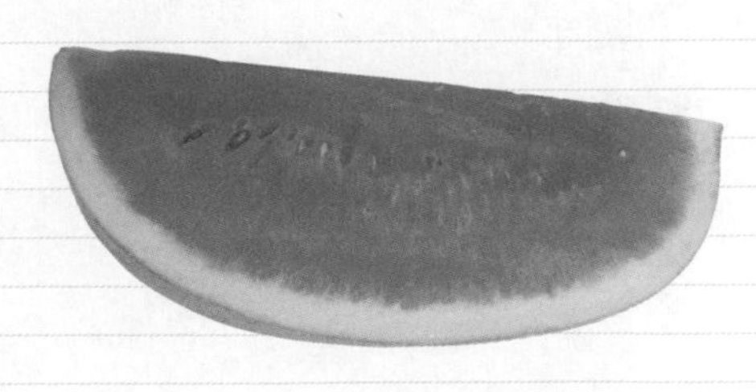

甲狀腺機能亢進

營養補充劑

維他命A、維他命E、維他命C、維他命B群、啤酒酵母、卵磷脂。

鈣、鎂。

適用食物

大豆、豌豆、黑豆、菠菜、白花椰菜、甘藍菜、綠花椰菜、牛蒡、黃瓜、木耳、芹菜。

水果：桃、梨、蘋果。

少食或禁食

芹菜、蜂蜜、蜜糖、蘆筍、香菇、芝麻、麻油、乳製品、海帶、紫菜、含碘高之海產類、海魚、咖啡、可樂、煙、酒、杏、梅。

常用草本植物

月見草（櫻草）。

靈芝、蓮子。

特殊蛋品

免疫蛋粉、醋蛋。

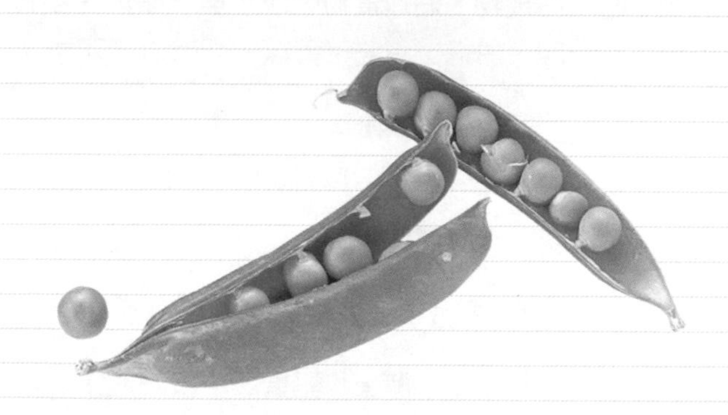

痛風

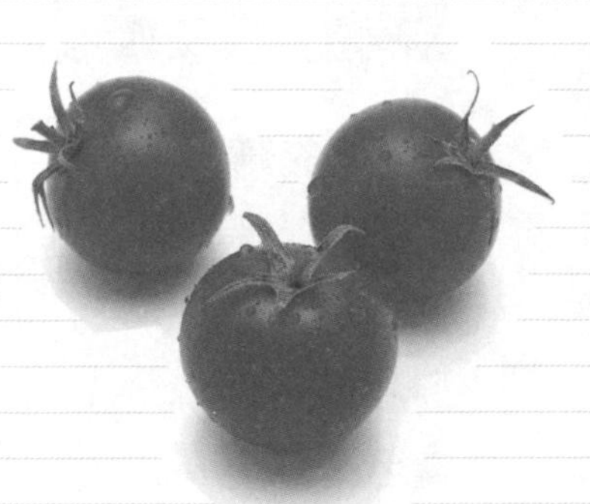

營養補充劑

維他命A、維他命B群、維他命E、維他命C、Omega-3和Omega-6 不飽和脂肪酸。

鈣、鎂、鋅、鍺。

適用食物

高纖維食品、低脂肪食物、橄欖油、葵花油、玉米油、雞肉、火雞肉、蓮藕、馬鈴薯、芹菜、牛蒡、香菜、核桃、杏仁、松子、番茄。

水果：櫻桃、草莓、西瓜。

少食或禁食

豌豆、黃豆花生、蘆筍、菠菜、菇蕈類、白花椰菜、紅肉、高脂食物、油炸食物、沙丁魚、鯖魚、鯷魚、蚌貝海產、動物內臟、白糖、甜食、蛋糕、巧克力、可樂、咖啡、煙、酒、梨。

常用草本植物

杜松子（junipey berries）、牛膝草（hyssop）。

薏仁、威靈仙。

特殊蛋品

免疫蛋粉、醋蛋、醋蛋殼、蛋黃油。

甲狀腺機能不足

營養補充劑

維他命A、維他命C、β—胡蘿蔔素、維他命E、 維他命B群、L—酪氨酸。

鈣、鎂、鋅、碘、鐵。

適用食物

糙米、蕎麥、燕麥、雞、海魚、海帶、紫菜、薑、芹菜、苜蓿芽、蓮藕、金針、甜椒、核桃、松子、蜂蜜、蘆筍、加碘鹽、大蒜、豆類、香菇、芝麻。

水果：杏、梅、蘋果。

少食或禁食

精製加工食品、白糖、蛋糕、菠菜、甘藍菜、大豆、綠花椰菜、白花芥菜、芥菜、桃、梨、包心菜、白蘿蔔。

常用草本植物

北美升麻、金印章（goldenseal）、月桂果（bayberry）。

大棗、黨參、當歸。

特殊蛋品

免疫蛋粉、高碘雞蛋。

失眠、焦慮、憂鬱症

營養補充劑

維他命E、維他命B群、葉酸、肌醇、維他命C、卵磷脂、Omega-3不飽和脂肪酸。

鈣、鎂、鐵、鍺、銅。

適用食物

橄欖油、麻油、亞麻子油、大豆、芹菜、金針菜、蓮子、牡蠣、海帶、橄欖菜、白菜、苜蓿芽、牛蒡、紅棗、核桃、松子。

水果：桑椹、香蕉、蘋果、梅、無花果。

少食或禁食

牛奶和乳製品、冰淇淋、甜食、醃漬及煙燻肉類、罐頭和加工食品、咖啡、濃茶、煙、酒、茄子、菠菜、番茄、馬鈴薯。

常用草本植物

月見草（櫻草）、聖約翰草（貫葉連翹）（St.John's worts）、貓薄荷、蛇麻草（hops）、迷迭香（rosemary）、西番蓮（passion

■ 小叮嚀！

蛋方1　枸杞20公克、桂圓10公克、紅棗8枚、百合10公克、珍珠母20公克、帶殼雞蛋1枚。將所有材料加水1.5碗，小火煮成至1碗水後，去蛋殼再煮片刻後熱食。

蛋方2　乾銀耳1大匙用水泡開，鮮奶一杯，百合10公克，雞蛋清1枚，先將銀耳、百合煮爛後，加入鮮奶，和蛋清煮熟後可加入白糖或蜂蜜調味，睡前熱飲。

flower)、洋甘菊、西伯利亞人參。

大棗、甘草、蓮子、靈芝、遠志、茯苓、龍眼肉、北五味子。

特殊蛋品　免疫蛋粉、醋蛋、醋蛋殼。

扁桃腺炎、喉痛

營養補充劑

維他命C、維他命E、維他命B群、啤酒酵母、大蒜精、蜂膠。

鍺、鋅。

適用食物

礦泉水（每天至少八杯）、白菜、白蘿蔔、蔥、洋蔥、大蒜、黃瓜、芋頭、海帶、紫菜、苦瓜、番茄、山藥、蜂蜜、蘆薈、冬瓜。

水果：楊桃、石榴、無花果、橄欖、枇杷、柚子、香蕉、梨子、草莓、李子、櫻桃、檸檬、山竹。

少食或禁食

油炸食物、辛辣食物、牛奶、乳製品、甜食、咖啡濃茶、可樂、荔枝、芒果、龍眼、榴槤。

常用草本植物

洋甘菊、蒲公英、甘草、鼠尾草、菊花植物。

太子參、百合、玉竹、沙參、淮山、黑棗、薏仁、金銀花、連翹、桔梗。

特殊蛋品

免疫蛋粉、醋蛋、蛋黃油。

一般或流行性感冒

營養補充劑

維他命C、維他命E、葡萄子萃取物、大蒜精。

鋅。

適用食物

礦泉水（每天至少八杯）、南瓜、茼蒿、芫荽、白蘿蔔、大蒜、蔥、薑、洋蔥、紫蘇、九層塔、海帶、冬瓜、雞肉、魚。

水果：柳橙、梨、檸檬、無花果、柚、香蕉、奇異果、楊桃、枇杷。

少食或禁食

高脂肪食物、油炸食物、辛辣刺激調味品。

常用草本植物

貓薄荷、菊花植物、甘草、北美蘭草（boneset）、大茴香（anise）、西伯利亞參、巴西人參（suma）、繡線菊（meadow sweet）、牛膝草。

川貝、金銀花、玉竹、百合、羅漢果、菊花、桂枝、葛根。

特殊蛋品　免疫蛋粉。

■ 小叮嚀！

蛋方1　黃酒1大匙或紅葡萄酒一杯，放在火上加熱打入雞蛋1枚，加入1匙白糖，用筷子攪散，再配開水溫飲。

蛋方2　水梨一個，生薑五片，蔥白兩支加冷水一碗，煮沸後再以小火煎煮20分鐘，然後加入一杯攪散的雞蛋，熱服後覆被排汗。

骨質疏鬆症

營養補充劑

維他命C、維他命D、維他命E、硫酸葡萄糖胺（glucosamine sulfate）、魚肝油、啤酒酵母。

鈣、鎂、硫、鋅、錳、銅、鐵、磷、矽、氟。

適用食物

優酪乳、豆腐、豆乾、海帶、小魚乾、蒟蒻、沙丁魚、糖蜜（molasses）、核桃、蘆筍、綠花椰菜、青椒、荷蘭芹、芹菜、絲瓜、甘藍菜、蘿蔔葉、芥菜、香菜、芝麻、甘薯、冬粉。

水果：蘋果、無花果、李子。

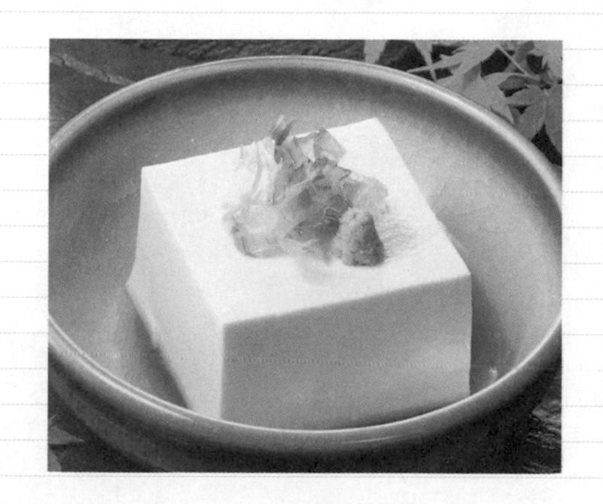

少食或禁食

高動物性蛋白質、牛肉、豬肉、菠菜、腰果、咖啡、濃茶、可樂。

常用草本植物

蒲公英、小白菊（feverfew）、問荊（horsetail）。

牛大力（山蓮藕）、熟地黃。

特殊蛋品

免疫蛋粉、醋蛋殼飲料、檸檬酸蛋殼飲料。

氣喘

營養補充劑

維他命A、維他命E、β－胡蘿蔔素、維他命 B群、輔酵素Q10、維他命C、葡萄子萃取物、鳳梨酵素、Omega-3和Omega-6不飽和脂肪酸、蜂膠。

鈣、鎂。

適用食物

糙米、燕麥、全麥、核桃、杏仁、黑豆、海帶、白肉類、橄欖油、葵花油、豆腐、豆乾、蓮藕、黃瓜、冬瓜、番茄、芹菜、白菜、芫荽。

水果：無花果、柿子、荔枝、楊桃、桃子、枇杷、蘋果。

少食或禁食

高脂肪食物、油炸食物、罐頭食品、醃漬食品、蝦、蟹、乳製品、甜食、巧克力、冰淇淋、咖啡、濃茶、可樂、苜蓿芽、胡蘿蔔、菠菜。

■ **小叮嚀！**

蛋方1 紅皮蘿蔔乾*4片、綠豆兩大匙、雞蛋1枚（帶殼），加水1.5碗煮開後，改用文火煮至豆爛去蛋殼，和蘿蔔乾、綠豆和湯一起吃下，每日一劑，連續服用一個月。

* 註：紅皮蘿蔔多在冬季出產，可切片曬乾成蘿蔔片收藏備用。

蛋方2 生薑切碎約1大匙，加入雞蛋攪拌均勻後，用1匙油炒熟熱服。

常用草本植物

菊花植物、杜松子、銀杏、北美升麻。

靈芝、大棗、菊花、冬蟲夏草、麻黃、桔梗。

特殊蛋品　免疫蛋粉、蛋黃油、醋蛋。

一般眼疾、視覺障礙

營養補充劑

維他命A、維他命D、維他命E、維他命B群、β－胡蘿蔔素、魚肝油。

鈣、鎂、鋅、硒、銅。

適用食物

低脂肪食物、動物肝臟、牡蠣、苜蓿芽、蘆筍、綠花椰菜、胡蘿蔔、大蒜、甘藍菜、介菜、香菜、紅椒、南瓜、番茄、茄子、南瓜子。

水果：杏、香瓜、木瓜、桃子、石榴。

少食或禁食

高脂肪食物、乳類製品、甜食、咖啡。

常用草本植物

蒲公英、覆盆子（山桑子）（bilberry）、紅小米草（eye-bright）、番椒、茴香、洋槐（catclaw）。

枸杞、決明子。

特殊蛋品　蛋黃油、β－胡蘿蔔素雞蛋。

關節炎

營養補充劑

維他命C、維他命E、維他命B群、Omega-3和Omega-6不飽和脂肪酸、魚油、硫酸葡萄糖胺、S—核腺甘甲硫酸胺（S-adenosyl-methionine）、鯊魚軟骨、鳳梨酵素。

鈣、鎂、鋅、硫、硼、銅。

適用食物

魚、瘦肉、洋蔥、大蒜、苜蓿芽、蘆筍、牛蒡、芥菜、芹菜、冬瓜、栗子、玉米、橄欖油、葵花油、麻油、核桃、松子、杏仁。

水果：西瓜、無花果、鳳梨、櫻桃、桑椹、蘋果。

少食或禁食

高脂肪食物、牛奶、乳製品、白糖、甜食、馬鈴薯、辣椒、青椒、茄子、小紅莓、李子、柳橙、橘子。

常用草本植物

北美升麻、惡魔爪（南非鉤麻）、牛蒡（burdock）、花竹柏（butcher's broom）。

薏仁、玉米鬚、白朮、蒼朮、黃柏、牛膝。

特殊蛋品

免疫蛋粉、醋蛋。

癌症

營養補充劑

維他命A、維他命E、維他命C、β一胡蘿蔔素、維他命B6、維他命B12、菸鹼酸（維他命B3）鳳梨酵素、蜂膠、葉酸、輔酵素Q10、鯊魚軟骨。

鈣、鎂、硒、鋅、鍺。

適用食物

白花椰菜、綠花椰菜、大豆製品、甘藍菜、大蒜、白蘿蔔、胡蘿蔔、番茄、荸薺、洋蔥、菇蕈類、糙米、燕麥、南瓜、甘薯、紅豆、黑豆、苜蓿芽、蘆筍、杏仁、核桃。

水果：香瓜、鳳梨、蘋果、草莓、櫻桃、葡萄、李子。

少食或禁食

高脂肪食物、油炸食物、煙燻食物、醃漬食物、罐頭食品、乳製品、花生。

常用草本植物

黑醋栗、蒲公英、菊花植物、紅苜蓿、椎茸、甘草。

靈芝、蘆薈、薏仁、白花蛇舌草、半枝蓮、人參、北耆。

特殊蛋品

免疫蛋粉、高硒雞蛋、高鍺雞蛋、醋蛋。

內耳功能障礙

營養補充劑

維他命A、維他命E、維他命B群、維他命C、卵磷脂、輔酵素Q10。

鈣、鎂、鋅、錳、鐵。

適用食物

小魚乾、沙丁魚、牡蠣、薑、番茄、蘆薈、菇蕈類、洋蔥、香菜、海帶。

水果：紅柿、葡萄、梨、鳳梨、藍莓、南瓜、酪梨。

少食或禁食

高脂肪食物、咖啡、濃茶。

常用草本植物

銀杏、金盞花（calendula）、花竹柏、西伯利亞人參。

大棗、當歸、人參、老薑。

特殊蛋品

免疫蛋粉、蛋黃油。

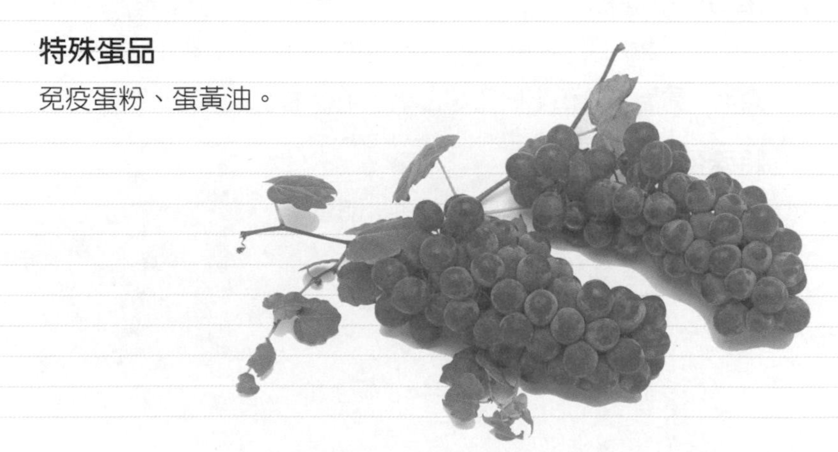

牙周病

營養補充劑

維他命C、維他命E、維他命D、維他命K、菸鹼酸（維他命B3）、葉酸、生物類黃酮、輔酵素Q10。

鈣、鎂、硫、氟、鋅、銅。

適用食物

白蘿蔔、荷蘭芹、蓮藕、番茄、紅棗。

水果：楊桃、木瓜、山竹。

少食或禁食

白糖、甜食、可樂、荔枝、龍眼、芒果、榴槤。

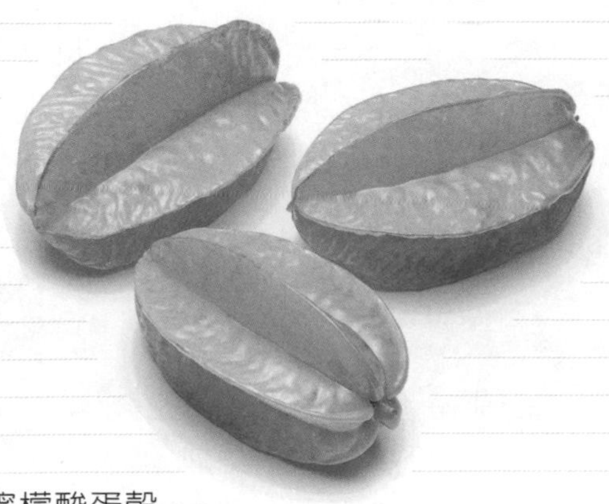

常用草本植物

蒲公英、鼠尾草、洋甘菊。

薏仁、藕節。

特殊蛋品

免疫蛋粉、醋蛋殼飲料、檸檬酸蛋殼飲料。

鼻炎

營養補充劑

維他命C、維他命B群、大蒜精、魚油、蜂膠。

鋅、銅、鍺。

適用食物

大蒜、苜蓿芽、海帶、白蘿蔔、蜂蜜、荸薺、甜杏仁、蓮藕。

水果：木瓜、蘋果、梅、杏、棗子、山竹。

少食或禁食

乳製品、甜食、辛辣食品、油炸食物、龍眼、芒果、荔枝、榴槤。

常用草本植物

洋茴香（anise）、菊花植物、紅苜蓿、貓薄荷茶。

薄荷、茅根花、霸王花（劍花）、茅根、生地、藕節、魚腥草、辛夷、蒼耳子。

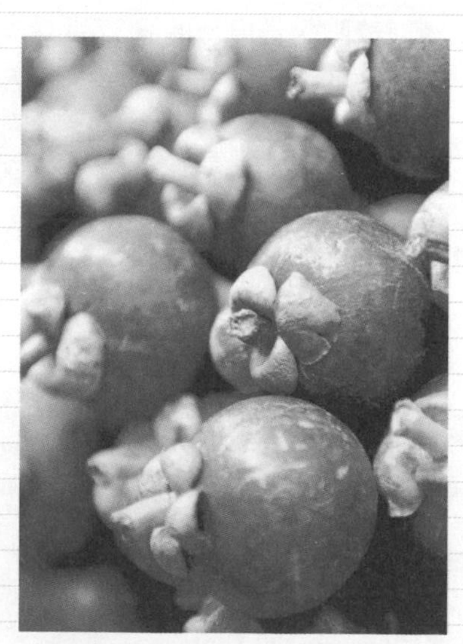

特殊蛋品

免疫蛋粉。

誌　謝

首先我要感謝的是我最敬愛的讀者們，有了大家的鼓勵與支持，才能讓我在夜深人靜時再次完成一本適合大家閱讀的保健書籍。我不希望把書寫得太過艱深，我寫書的目的就是能以深入淺出的方式，為讀者開啓一道通往保健養生新知識的門，讓大家能學以致用，得到祛病延年的快樂生活。再次感謝讀者們的來函，您們給了我更多信心。

當然我更要謝謝提供我有關各類蛋品資訊的朋友們。我要感謝美商萊科思有限公司台灣分公司（Legacy for Life, Taiwan）經理劉素櫻營養師的專業指導，以及感謝金雞蛋休閒農場提供了許多寶貴的照片。

感謝崔鼎城醫師百忙中為我的書寫序，並給予許多寶貴的意見。另外，我要感謝提供分享見證的免疫蛋粉愛用者們。

感謝林良榮女士嚴格的審閱與修正。

最後，感謝父母的支持及女兒的關懷。

並懷念已升入天國，善解人意的兩隻約克夏——狗狗和毛毛。

張慧敏

敬謝

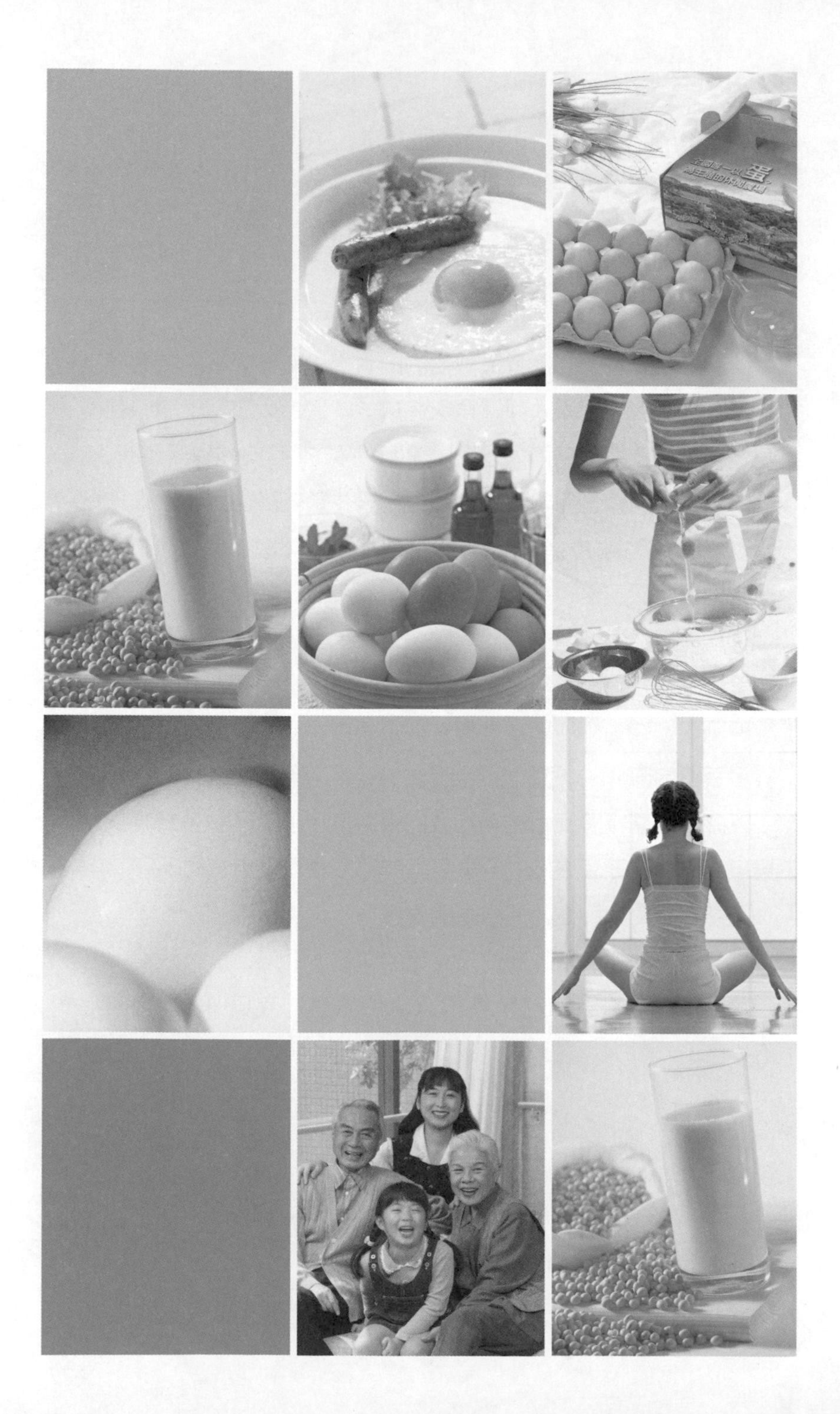

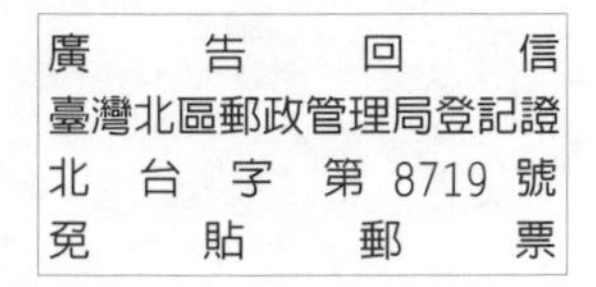

106-□□
台北市新生南路3段88號5樓之6

揚智文化事業股份有限公司 收

□□□-□□
地址： 市縣 鄉鎮市區 路街 段 巷 弄 號 樓
姓名：

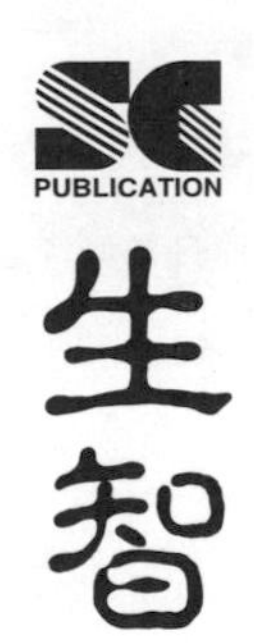

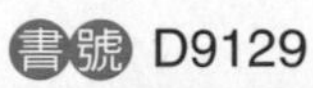

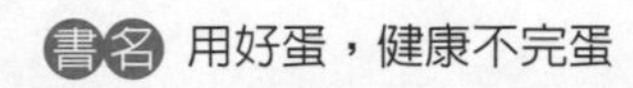

生智文化事業有限公司

讀·者·回·函

感謝您購買本公司出版的書籍。
爲了更接近讀者的想法，出版您想閱讀的書籍，在此需要勞駕您詳細爲我們填寫回函，您的一份心力，將使我們更加努力！！

1. 姓名：________________
2. E-mail：________________
3. 性別：□ 男 □ 女
4. 生日：西元______年______月______日
5. 教育程度：□ 高中及以下 □ 專科及大學 □ 研究所及以上
6. 職業別：□ 學生 □ 服務業 □ 軍警公教 □ 資訊及傳播業 □ 金融業 □ 製造業 □ 家庭主婦 □ 其他______
7. 購書方式：□ 書店 □ 量販店 □ 網路 □ 郵購 □書展 □ 其他______
8. 購買原因：□ 對書籍感興趣 □ 生活或工作需要 □ 其他______
9. 如何得知此出版訊息：□ 媒體______ □ 書訊 □ 逛書店 □ 其他______
10. 書籍編排：□ 專業水準 □ 賞心悅目 □ 設計普通 □ 有待加強
11. 書籍封面：□ 非常出色 □ 平凡普通 □ 毫不起眼
12. 您的意見：____

____
13. 您希望本公司出版何種書籍：________________________

☆填寫完畢後，可直接寄回（免貼郵票）。
我們將不定期寄發新書資訊，並優先通知您
其他優惠活動，再次感謝您！！